AF246380

DES DIVERSES MÉTHODES

D'EXPLORATION

DE LA POITRINE.

DES DIVERSES MÉTHODES

D'EXPLORATION

DE LA POITRINE,

ET DE LEUR APPLICATION

AU DIAGNOSTIC DE SES MALADIES;

PAR V. COLLIN,

DOCTEUR EN MÉDECINE DE LA FACULTÉ DE PARIS, ANCIEN INTERNE
DES HÔPITAUX CIVILS DE LA MÊME VILLE.

Neminem has methodos expertum deinceps cum
Baglivio dicturum spero : O quantum difficile est
dignoscere morbos pulmonum!
LAENNEC, *Auscult. méd.*, Ép. dédic.

DEUXIÈME ÉDITION.

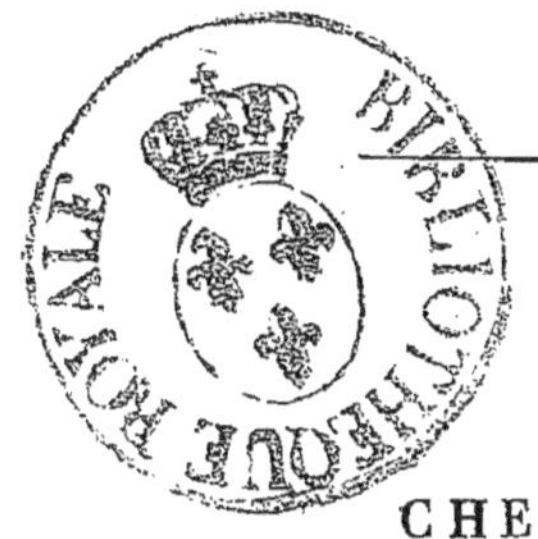

A PARIS,

CHEZ J.-B. BAILLIÈRE,

LIBRAIRE DE L'ACADÉMIE ROYALE DE MÉDECINE,
ET DU COLLÉGE ROYAL DES CHIRURGIENS DE LONDRES,
rue de l'École-de-Médecine, n° 13 *bis*;

LONDRES, MÊME MAISON, 219, REGENT - STREET,
BRUXELLES, AU DÉPÔT DE LA LIBRAIRIE MÉDICALE FRANÇAISE.

1831.

IMPRIMERIE DE LACHEVARDIERE.
RUE DU COLOMBIER, N° 30, A PARIS.

AVANT-PROPOS.

Depuis la publication de la première édition
de cet opuscule, des observations déjà faites
ont été confirmées; quelques faits nouveaux
ont été recueillis. Ceux-ci sont en petit nombre:
la sagacité et l'esprit investigateur de l'illustre
auteur de l'auscultation n'avaient laissé que peu
de chose à faire à ses successeurs; mais, quoique
rares et peut-être d'une importance secondaire,
ces faits, comme tout ce qui se rattache à l'étude
des maladies, méritent toute l'attention du médecin, je les ai recueillis et j'ai présenté, autant
que je l'ai pu, l'ensemble de nos connaissances
sur ce point de pratique médicale, m'attachant
toutefois à ne pas trop multiplier les détails,
et à être concis, sans cesser pourtant d'être clair
et exact.

Les méthodes dont j'ai parlé sont au nombre
de six : l'examen des mouvemens de la poitrine,

la percussion, l'auscultation, la mensuration, la succussion et la pression abdominale.

Après avoir exposé les règles générales à suivre, dans leur application, les phénomènes qu'elles font connaître et leurs causes les plus probables, j'ai rapporté chacun de ces différens phénomènes au diagnostic des maladies. Il sera facile de voir dans cette dernière partie que rarement un seul mode d'examen est suffisant; que ce n'est qu'en en appelant à son aide deux ou un plus grand nombre, en comparant les symptômes qu'ils fournissent, et souvent aussi les symptômes généraux, qu'on parvient à porter un diagnostic assuré; mais aussi il restera prouvé, je crois, que, dans la plus part de ces cas, on arrive avec le secours de ces six méthodes à une connaissance du siége de la lésion, de sa nature et de son étendue, aussi parfaite que celle que pourraient donner la vue et le toucher.

J'espère que, comme la première édition, celle-ci sera de quelque utilité, et qu'elle concourra à rendre plus familier l'emploi de l'auscultation, et son étude plus facile. Dégagée de

tout ce qui est étranger à l'exposition des phénomènes stéthoscopiques, elle donnera la connaissance des symptômes principaux ; mais c'est
toujours dans l'ouvrage du savant professeur trop
tôt ravi à la science et à notre affection qu'il faudra chercher ces détails pleins d'intérêt que
doivent étudier ceux qui veulent tirer de l'emploi
du stéthoscope tous les avantages qu'il peut
procurer.

DES DIVERSES MÉTHODES

D'EXPLORATION

DE LA POITRINE,

ET DE LEUR APPLICATION AU DIAGNOSTIC

DE SES MALADIES.

PREMIÈRE PARTIE.

CHAPITRE I.

EXAMEN DES MOUVEMENS DE LA POITRINE DANS LA RESPIRATION.

§ Ier.

La respiration se compose de deux actes successifs : l'inspiration et l'expiration, opérées par l'action de muscles volontaires.

On appelle inspiration le mouvement par lequel le thorax, écartant ses parois, augmente sa capacité intérieure et fait pénétrer l'air dans

les poumons; l'expiration est le retour des parois à leur état primitif, et l'expulsion de l'air
inspiré.

L'inspiration et l'expiration doivent s'exécuter
lentement, sans secousse, sans effort musculaire apparent; elles se succèdent avec régula-
rité : toutes les côtes s'élèvent et s'abaissent, et
la dilatation ou le resserrement sont également
marqués de l'un et de l'autre côté.

La succession des mouvemens respiratoires est
plus ou moins rapide, dans l'état physiologique.

En général, il y a de quinze à vingt respirations par minute, dans l'âge adulte, et de
trente à trente-cinq, dans l'enfance; de cinq en
cinq inspirations, on en observe une plus forte.
Chez les femmes, les individus faibles, affaiblis ou nerveux, la respiration est plus fréquente. Les passions, l'exercice, le repos, les
qualités de l'air, la volonté, en font varier le
rhythme à chaque instant; il est ralenti pendant le sommeil.

La respiration peut être exécutée par les
muscles intercostaux, ou par l'action du diaphragme seul. Chez les enfans, les intercostaux
y concourent principalement; ces muscles et le
diaphragme à peu près également chez les
adultes; le diaphragme presque seul dans la
vieillesse. C'est aussi ce dernier muscle qui y

contribue le plus puissamment pendant la veille, et les intercostaux pendant le sommeil.

§ II.

Dans l'état de maladie, la respiration peut offrir une foule de variétés que nous rapporterons aux divisions suivantes.

Considérée sous le rapport des mouvemens et du rhythme que constitue l'ordre de leur succession, la respiration est fréquente ou rare, vite ou lente, régulière ou irrégulière, égale ou inégale, grande ou petite, facile ou difficile, complète ou incomplète, abdominale ou thoracique.

1° La respiration est fréquente, quand il se fait chez un adulte plus de quinze à vingt respirations par minute; rare, quand il s'en fait moins. On observe la fréquence, indépendamment de toute affection thoracique, dans toutes les pyrexies, dans les maladies spasmodiques et vermineuses. La respiration rare ne se voit ordinairement que dans les affections soporeuses ou hystériques, ou dans les derniers instans de la vie.

Une douleur dans la poitrine, tout obstacle à la libre circulation de l'air dans les bronches, toute altération qui rend inapte à la respiration

une partie un peu considérable du tissu pulmonaire, les affections organiques du cœur, sont
les causes de la fréquence ; la suspension de
l'influx nerveux, l'affaiblissement des puissan-
ces musculaires sont celles de la rareté.

2° La respiration est vite, quand les mouvemens d'inspiration et d'expiration sont rapides
et brusques ; lente, quand ils s'exécutent lentement.

La vitesse et la fréquence se trouvent souvent
réunies ; on dit alors la respiration accélérée ;
cette accélération, portée jusqu'à l'anhélation,
constitue la respiration haletante.

Quelquefois, comme dans la pleurésie, la
respiration est vite sans être fréquente ; quelquefois aussi elle est vite et rare, c'est-à-dire
qu'un long intervalle de temps sépare une respiration vite de celle qui l'a précédée. On remarque cette réunion chez les sujets robustes, dans
les maladies aiguës, quand la mort est pro-
chaine.

La vivacité de la respiration tient à la douleur
que déterminent dans la poitrine ou dans le
ventre les mouvemens d'élévation ou d'abais-
sement des côtes, ou les contractions des muscles respirateurs. La lenteur s'observe dans les
mêmes circonstances que la respiration rare
qu'elle accompagne souvent.

3° Quand les inspirations et les expirations se succèdent à des intervalles égaux , la respiration est dite régulière; elle est irrégulière, quand ces intervalles sont plus ou moins prolongés les uns par rapport aux autres; intermittente, quand une ou plusieurs inspirations surviennent plus tard ou manquent entièrement ; entrecoupée, quand l'expiration semble se faire avant que l'inspiration soit achevée.

Ces divers états de la respiration se rencontrent dans les phlegmasies de la poitrine et du bas-ventre, et dans les affections nerveuses. Les mêmes causes que nous avons annoncées ci-dessus peuvent les déterminer.

4° La respiration est égale , quand l'inspiration est suivie d'une expiration semblable par la force, la vitesse et l'étendue; inégale, dans le cas où l'un de ces mouvemens diffère de l'autre.

Cette inégalité de la respiration est un symptôme constant de la pleurésie et de la pneumonie aiguës. Quand la plèvre est enflammée, l'inspiration est vite relativement à l'expiration ; le contraire a lieu, quand la phlegmasie occupe le parenchyme pulmonaire. Dans le premier cas, la douleur dont la séreuse est le siége, s'oppose à l'élévation des côtes, à l'élargissement des espaces intercostaux ; dans le second, le

poumon phlogosé ne peut souffrir la pression
que déterminerait une expiration complète.

5° Nous appellerons grande la respiration
dans laquelle à une expiration entière, parfaite, succède une inspiration, soit lente, soit
vite, qu'accompagne un grand développement
de la poitrine; petite, celle dans laquelle la
dilatation est à peine sensible.

On voit, d'après cela, que la respiration n'est
pas grande, quand la poitrine reste élevée,
et qu'une inspiration, qui achève sa dilatation,
n'a pas été précédée d'une expiration complète; ainsi dans la pneumonie, la respiration
est fréquente, vite et petite, quoique la poitrine paraisse acquérir tout son développement;
c'est ce que l'on appelle une respiration haute.

La respiration grande et rare constitue la
respiration sublime; elle coïncide assez rarement avec une affection des voies aériennes; on
l'observe surtout dans les fièvres cérébrales, à
l'approche du délire, et dans quelques cas d'affection organique du cœur ou des gros vaisseaux.

La petitesse de la respiration est un symptôme qui appartient aux affections du thorax et
qui paraît tenir aux lésions du parenchyme pulmonaire.

6° La respiration est facile, quand les mouvemens respiratoires s'exécutent avec aisance et sans douleur ; difficile, quand ils se font avec peine.

La difficulté de la respiration présente différens degrés ; la dyspnée, l'orthopnée et la suffocation.

Le mot dyspnée a été consacré pour désigner tous les degrés de la difficulté de respirer jusqu'à l'orthopnée ; le mot orthopnée peint cette difficulté extrême qui oblige le malade à se tenir assis, ou même à se lever debout pour pouvoir respirer. Enfin la suffocation, l'état d'anxiété, d'agitation, d'angoisse inexprimable que cause l'impossibilité de faire pénétrer l'air dans le poumon.

La suffocation s'observe particulièrement dans les maladies du larynx et des bronches ; la dyspnée et l'orthopnée, dans toutes les maladies de la poitrine, et dans un grand nombre de celles de l'abdomen.

Ces divers états reconnaissent pour cause tout obstacle à la libre pénétration de l'air dans les poumons ou à la dilatation du thorax, qu'il existe ou non dans cette cavité.

7° J'appelle respiration complète celle à laquelle les deux poumons concourent également ; elle est caractérisée par l'égalité de force et d'étendue des mouvemens des deux côtés de la poitrine. J'appelle respiration incomplète celle dans laquelle un côté reste immobile en totalité ou en partie, ou se meut beaucoup moins que le côté opposé.

La respiration est quelquefois incomplète dans une simple pleurodynie ; elle l'est toujours plus ou moins dans la pleurésie, dans les épanchemens pleurétiques un peu abondans ; enfin, quand il s'est formé entre les deux feuillets de la plèvre des adhérences nombreuses et serrées.

La douleur dans les deux premiers cas, la présence d'un liquide, l'existence des adhérences dans les deux derniers, sont les causes du défaut de mobilité qu'on observe dans le côté affecté.

8° Quand la respiration se fait par l'action du diaphragme seul, que le ventre s'élève dans l'inspiration, qu'il s'abaisse dans l'expiration, et que les côtés n'exécutent aucun mouvement, on dit que la respiration est abdominale ; si le contraire a lieu, que la respiration ne soit effectuée que par l'élévation des côtés, et que le diaphragme n'y concoure pas, on dit qu'elle est thoracique.

La respiration devient abdominale dans les phlegmasies intenses et très étendues de la poitrine, dans l'hydrothorax, la pleurésie chronique double; enfin toutes les fois que les deux poumons sont devenus presque complètement impropres à la respiration. Elle l'est dans l'état de santé, chez un grand nombre de vieillards, dont les cartilages costo-sternaux, ossifiées par les progrès de l'âge, ne peuvent plus se prêter au mouvement de torsion qu'ils doivent subir dans l'élévation des côtes.

La respiration devient thoracique, quand il existe une inflammation étendue et vive des organes contenus dans l'abdomen, ou quand cette cavité est distendue par le produit de la conception, ou quelque production accidentelle.

Tels sont les changemens que peuvent éprouver les mouvemens de la poitrine dans leur rhythme, leur facilité, leur étendue, leur simultanéité. Il nous reste à parler des autres modifications de la respiration qui se rapportent aux qualités de l'air expiré et aux bruits qu'il produit soit en entrant dans la poitrine, soit en s'en échappant.

La respiration, considérée sous le rapport des qualités de l'air expiré, peut être chaude ou froide, sèche ou humide, fétide, cadavéreuse.

Elle est chaude et sèche dans les inflammations du poumon et des bronches; elle devient froide, quand ces affections très intenses mettent en danger les jours du malade.

Elle est fétide dans certaines phthisies, dans certaines affections catarrhales, dans la gangrène du poumon ; mais souvent aussi la fétidité de l'haleine ne dépend pas d'une affection des voies aériennes ; on l'observe chez les personnes qui font habituellement de mauvaises digestions, chez celles qui ont des dents cariées, une affection scorbutique des gencives, un abcès dans l'intérieur de la bouche ; on la voit encore après l'usage du mercure, dans les fièvres graves, et dans quelques affections chroniques des viscères abdominaux.

Les causes de la chaleur et de la sécheresse de la respiration sont l'inflammation ; celles de la fétidité, une modification encore inconnue dans la nature intime de la matière des crachats muqueux ou tuberculeux, la gangrène de quelque partie des poumons ; celles de son refroidissement, le défaut d'action du poumon malade ou engoué sur l'air inspiré, l'affaiblissement excessif du malade, l'approche de la mort.

Considérée sous le rapport des bruits que produit l'air quand il entre dans la poitrine ou lorsqu'il en sort, la respiration est distinguée en sifflante, suspirieuse, luctueuse et stertoreuse ou râlante.

La respiration sifflante est celle qui fait entendre un sifflement. Elle se rencontre fréquemment chez les asthmatiques, dans les cas de lésions organiques des viscères de la poitrine ou des gros vaisseaux, chez les personnes dont la poitrine est très mal conformée. Le sifflement a lieu alors dans l'expiration comme dans l'inspiration ; mais quand le larynx ou son ouverture supérieure seule sont affectés, il n'existe que dans l'inspiration, ainsi qu'on l'observe dans l'œdème de la glotte, dans certaines angines et, dans le croup.

Le sifflement dans la respiration paraît tenir au rétrécissement des conduits aériens, dans un ou plusieurs points de leur étendue, par une cause mécanique ou vitale quelconque.

La respiration suspireuse est celle qu'accompagne un bruit analogue à celui du soupir. On l'observe plutôt dans les affections cérébrales ou dans les névroses que dans les maladies des viscères thoraciques.

La respiration luctueuse ou plaintive est celle qui fait entendre dans l'expiration ce son qu'on appelle gémissement. Elle existe souvent dans les maladies de la poitrine et indique les souffrances ou l'inquiétude qu'éprouve le malade.

La respiration stertoreuse ou râlante est celle que caractérise un son assez semblable au bruit de l'eau bouillante, qui se fait entendre dans l'inspiration et dans l'expiration.

Elle dénote une contraction particulière, une compression des voies aériennes ou l'accumulation de matières visqueuses dans la trachée-artère.

On l'observe dans les maladies de l'encéphale qui entraînent un état carotique, et vers la fin des maladies aiguës ou chroniques et particulièrement de celles de la poitrine, qui se terminent par la mort. Cependant on la rencontre aussi dans des affections qui n'ont pas le même degré de gravité. Ainsi elle existe presque constamment dans le catarrhe pulmonaire, chez les enfans, quelquefois chez l'adulte et le vieillard, et dans certaines maladies spasmodiques.

CHAPITRE II.

DE LA PERCUSSION.

§ Ier.

Ce mode d'exploration, imaginé par Aven-brugger, perfectionné par Corvisart, a été long-temps le seul mis en usage ; et sous la main d'un praticien exercé il contribuait puissamment à la certitude du diagnostic des maladies de la poitrine. Depuis la découverte de l'auscultation, il n'a rien perdu de ces avantages, et ce serait une erreur de croire qu'à l'aide du stéthoscope on peut se dispenser de l'employer.

Dans l'état sain, la cavité de la poitrine, presque entièrement remplie par les poumons, toujours plus ou moins distendus par l'air, rend, lorsqu'on la percute, un son assez analogue à celui que l'on obtient en frappant un tonneau vide. (Cette comparaison, quoique inexacte, est la plus juste que j'aie pu trouver.) C'est au moyen employé pour s'assurer des qualités de ce son qu'on a donné le nom de *percussion*.

Le son que rend la poitrine quand on la frappe

est toujours proportionné à la capacité de cette cavité, à l'épaisseur et à l'élasticité de ses parois, mais n'a pas le même caractère dans tous les points. Il varie nécessairement, 1° suivant que l'on frappe sur un plan recouvert de peu de parties molles, ou bien charnu et épais; 2° suivant l'état de maigreur, d'embonpoint ou d'infiltration qu'offrent les sujets; 3° suivant la posture du malade; 4° enfin, suivant la manière de pratiquer la percussion.

Toutes ces différences, considérées sur un sujet sain, doivent être bien connues pour bien apprécier les changemens dus à la maladie.

1° *Suivant les points de la poitrine qu'on percute.* On obtient un son clair toutes les fois que l'on frappe sur une partie osseuse couverte par la peau seulement ou par des muscles minces et assez tendus pour transmettre le choc tout entier et ne point absorber une partie du son.

Les parties qui présentent cette disposition sont, antérieurement, les clavicules, lorsqu'elles ne sont pas trop élevées et éloignées du sommet du thorax; l'espace situé au-dessous jusqu'à deux ou trois pouces; toute la surface du sternum et les parties les plus voisines des cartilages des côtes. Dans le reste de la partie antérieure, les

mamelles chez les femmes, la graisse qui recou-
vre la partie moyenne et inférieure du grand
pectoral chez un grand nombre d'hommes, le
voisinage du foie à droite, la présence du cœur
à gauche, nuisent à la sonoréité naturelle du
thorax.

Sur les côtés, on percute avec avantage dans
le creux de l'aisselle, et jusqu'à trois pouces au-
dessous. Mais depuis la quatrième côte, et quelquefois la troisième, jusqu'à la partie inférieure,
le son est toujours moins clair à droite, à cause
du voisinage du foie, tandis qu'à gauche il est
souvent plus éclatant qu'il ne devrait l'être,
par suite de la proximité de l'estomac, surtout
lorsque ce viscère est fortement distendu par
des gaz. La résonnance acquiert alors quelque
chose de métallique.

En arrière, c'est le long des angles costaux
qu'on obtient le son le plus distinct. Chez les
sujets maigres, on peut encore percuter utile-
ment sur les fosses sus et sous-épineuses, et sur
l'épine de l'omoplate; mais on n'obtient aucun
son en exerçant la percussion sur le plan mus-
culeux épais qui remplit les gouttières vertébrales.

2° *Suivant l'état de maigreur, d'embonpoint ou
d'infiltration du sujet.* On sent que, toutes choses
égales d'ailleurs, la poitrine sera plus sonore

chez un sujet maigre et à fibres sèches, que chez un individu surchargé d'embonpoint ou dont les chairs seraient molles et flasques; et qu'elle ne rendrait aucun son sur un malade dont les parois thoraciques seraient infiltrées.

3° *Suivant la posture du malade.* Plus la poitrine sera isolée, moins le son que l'on obtiendra sera altéré; il ne faudra donc point percuter quand le thorax sera couvert de vêtemens épais ou enfoncé dans des oreillers ou des matelas très mous.

Le malade devra être assis, les deux bras portés en arrière, quand on examinera la partie antérieure; on les fera élever sur la tête pour percuter les parties latérales, et croiser sur la poitrine, en recommandant au malade de voûter son dos et de pencher le haut du corps en avant quand on frappera le dos. Ces différentes positions ont pour but de tendre les muscles qui recouvrent les parois du thorax. Il n'est pas toujours possible de faire exécuter au malade cette espèce de manœuvre : on le fait alors coucher sur le dos, bien à plat : on relève ses bras sur la tête, et on examine dans cette position les parties latérales et antérieures du thorax; mais les résultats qu'on obtient ainsi sont toujours moins tranchés et moins certains. D'après M. *Laennec*, l'étroitesse de l'alcôve et le peu d'étendue de la chambre qu'occupe le malade, influent sur les qualités du son.

4° *Suivant la manière de pratiquer la percussion.* Cette opération, en apparence si simple, exige, pour être vraiment utile, un grand nombre de précautions. Nous allons indiquer la manière d'y procéder.

On réunit et l'on rapproche les extrémités de tous les doigts à demi fléchis, ou bien on les accole sur un même plan, de manière qu'ils ne se dépassent pas mutuellement. On frappe avec une force modérée, égale, sur des parties semblables, dans le même sens et dans la même étendue, en faisant tomber ses doigts perpendiculairement au plan qu'on percute.

Une percussion trop forte serait douloureuse; inégale, elle ne donnerait aucun résultat dont on pût tenir compte. Il en serait de même si l'on frappait sur des parties dissemblables, si l'on percutait tour à tour une côte et un espace intercostal, si les doigts portaient obliquement à droite, perpendiculairement à gauche, dans un espace double ou triple d'un côté, et deux ou trois fois moins étendu du côté opposé, puisque chacune de ces variations doit nécessairement modifier le son. Il est aussi nécessaire de ne pas examiner de suite tous les points d'un même côté avant de passer à l'examen du côté opposé : on s'expose par là à perdre le souvenir des résultats que l'on a obtenus; il vaut mieux percuter tour à tour les parties correspondantes de chaque côté.

Pour remplir toutes ces conditions, dont aucune n'est surperflue, il faut frapper, autánt que possible, avec la même main, et la placer dans le même sens relativement à la partie qu'on percute.

La percussion pratiquée avec la main étendue a quelquefois des avantages, soit qu'on veuille connaître à la fois le son d'une grande partie du thorax, soit que les parois de cette cavité soient trop épaisses pour que l'on puisse s'y prendre autrement; mais il faut avoir soin d'éviter que l'air emprisonné entre la main et le thorax ne rende un son propre à masquer celui que produit la poitrine elle-même. On laissera de plus la main appliquée sur l'endroit que l'on a frappé : on sentira par ce moyen si le frémissement qui résulte de l'élasticité du poumon existe encore ou a cessé de se produire. Souvent des coups légers, donnés avec un stéthoscope ou un autre corps solide de forme convenable, sont le meilleur moyen d'obtenir des sons appréciables.

§ II.

Dans l'état de maladie, le son fourni par la poitrine est souvent altéré. Ces altérations sont

au nombre de quatre. Le son peut être *sourd,
obscur, nul,* ou *plus clair* que dans l'état naturel.
Ces noms seuls indiquent la nature de ces altérations : il ne reste qu'à exposer leurs causes.

Toutes les fois que le poumon perdra de son
élasticité, s'engouera, sans perdre pourtant tout-
à-fait sa perméabilité, le son deviendra sourd
ou obscur, suivant que l'engorgement du tissu
pulmonaire sera plus ou moins considérable.
Ainsi donc un catarrhe intense, le premier degré
de la pneumonie, l'œdème du poumon, produi-
ront cette altération.

Le son devient nul dans deux circonstances :
1° lorsque le poumon perd complètement sa
perméabilité, que son tissu devient dense, analogue à celui du foie, par suite d'une exhalation
abondante de sang dans ses aréoles, et de la
combinaison de ce liquide avec son tissu ; 2° lorsqu'il se trouve comprimé, refoulé par quelque
production accidentelle développée dans son
épaisseur ou dans la cavité de la plèvre, ou lorsque cette cavité est remplie par un liquide quelconque.

Dans l'un et l'autre cas, une plus ou moins
grande partie du côté affecté peut encore jouir
de sa sonoréité, suivant que l'hépatisation, la
tumeur accidentelle, l'épanchement, seront plus
ou moins considérables.

2.

Enfin le son acquerra une intensité plus grande que dans l'état naturel, lorsque le tissu pulmonaire sera, pour ainsi dire, raréfié, ou lorsque la cavité de la plèvre sera occupée par de l'air ou tout autre corps gazeux.

Si je n'ai point parlé de la percussion sur la région précordiale en particulier, dans les cas de maladie du cœur, c'est qu'il est rare de rencontrer des hypertrophies assez considérables pour déterminer la matité parfaite, et que, dans les cas où le son est simplement obscur, on ne peut rien en conclure, faute de pouvoir établir une comparaison exacte entre cette partie et la même du côté opposé. Cette remarque est juste, si on n'a pas eu occasion de voir et de percuter le malade ; mais, si l'on peut comparer l'état actuel avec l'état antérieur, et qu'il offre quelques différences sous le rapport de la sonoréité, la percussion fournit alors des signes précieux et très utiles au diagnostic.

Les signes fournis par la percussion sont d'une grande valeur ; cependant on ne doit pas toujours s'y arrêter ; il peut arriver que la sonoréité de la poitrine soit altérée par des causes étrangères aux dispositions des organes de cette cavité. Ainsi toute tumeur volumineuse développée dans le ventre, la grossesse, l'ascite, diminuent cette sonoréité en rétrécissant la cavité thora-

cique, et en refoulant les poumons ; mais jamais une cause tout-à-fait indépendante des organes pectoraux ne peut produire une matité
complète.

CHAPITRE III.

DE LA PERCUSSION MÉDIATE.

Depuis long-temps un grand nombre de médecins avaient pour habitude d'appliquer fortement et à plat, sur le point de la poitrine qu'ils voulaient percuter, les doigts d'une main rapprochés les uns des autres, et frappaient sur eux avec les doigts de l'autre main réunis en faisceau afin d'obtenir une qualité de son meilleure et de causer moins de douleur au malade. C'est à cette pratique qu'on donne le nom de percussion médiate.

Dans ces derniers temps un de nos jeunes médecins les plus distingués, M. Piorry, a perfectionné ce procédé en substituant aux doigts une plaque de bois, d'ivoire ou de métal, à laquelle il donne le nom de plessimètre.

Cette plaque doit avoir quinze à dix-huit lignes de diamètre, une ligne d'épaisseur, et être entourée d'un rebord qui la rende facile à saisir. Ce rebord sert en outre, ainsi que nous le dirons à l'article de l'auscultation, à visser le plessimètre sur un stéthoscope.

Lorsqu'on veut s'en servir, on l'appuie légèrement sur la région que l'on explore, et on l'y maintient de telle sorte qu'elle fasse pour ainsi dire corps avec elle.

De nombreuses observations sur le vivant et des expériences multipliées sur les cadavres ont prouvé à l'auteur de la plessimétrie qu'elle est plus facile à pratiquer, plus sûre dans ses résultats absolus et comparatifs, moins douloureuse pour le malade que la percussion directe ; qu'on peut l'appliquer avec avantage sur toutes les parties, qu'elles soient osseuses ou musculaires ; qu'on obtient des sons beaucoup plus distincts, et d'une netteté telle qu'on en apprécie facilement jusqu'aux moindres nuances ; enfin, que l'œdème ou l'emphysème des parties molles nuisent à peine à son effet.

Il a distingué neuf variétés principales de son, auxquelles il a donné les noms d'ostéale, fémorale, jécorale, cardiale, intestinale, stomacale, pulmonale, humorique et hydatique.

Les sept premières espèces de son tirent leur dénomination des organes qui les rendent sous la percussion dans l'état sain ; le huitième est appelé humorique, parcequ'on ne l'observe que lorsqu'on percute une cavité remplie en partie de liquide et en partie d'air ; la neuvième, hydatique, parceque, dans les cas où l'auteur l'a rencontrée, il pense qu'il s'agissait de kystes hydatiques. Ce dernier son, ajoute-t-il, se rapporte autant au doigt qui percute, qu'à l'oreille qui écoute ; l'un perçoit une sorte de résistance élastique qui le repousse plusieurs fois de suite, l'autre un son analogue au bruit humorique.

Il serait impossible de donner une idée exacte de ces variétés par une description. Il faut avoir entendu chacun de ces sons pour les connaître ; leurs caractères et leurs différences sont assez tranchés pour qu'ils se gravent facilement dans la mémoire et qu'on puisse, après les avoir étudiés, se les rappeler et les distinguer les uns des autres.

Dans l'état sain, la percussion de la poitrine ne fait entendre que trois espèces de son, le pulmonal, le cardial et l'ostéal, si c'est sur le sternum, les côtes, les clavicules ou l'épine qu'on percute, mais toujours mélangée du son pulmonal ou cardial.

Le son pulmonal n'a pas la même intensité dans tous les points ni chez tous les individus. Nous avons parlé de ces différences et de leurs causes au sujet de la percussion immédiate.

Le son pulmonal se fait entendre dans tous les points de la poitrine. Plus fort en avant et sur les côtés, il l'est moins en arrière sous les omoplates et les gouttières vertébrales. La région inférieure droite offre constamment avec lui le mélange du son jécoral, à cause du voisinage du foie; la partie inférieure gauche, le son stomacal et quelquefois le son humorique, à cause de la proximité de l'estomac; enfin, la partie antérieure gauche, le son cardial à cause de la présence du cœur.

Dans l'état de maladie, les divers degrés d'engorgement dont le poumon peut être le siége , les épanchemens pleurétiques, les affections tuberculeuses, l'emphysème pulmonaire , le pneumothorax, etc., donnent lieu à des altérations en plus ou en moins de la sonoréité naturelle de la poitrine ; le son s'éloigne du timbre pulmonal, se rapproche du cardial, même du jécoral, ou devient au contraire analogue au stomacal ou à l'humorique.

Ces différences sont autant de signes qui servent à établir le diagnostic. On les perçoit, à l'aide de la plessimétrie, avec une grande exactitude; et l'on peut arriver, avec de l'attention et de l'habitude, à préciser le degré et l'étendue de la maladie mieux qu'on ne pourait le faire par la percussion directe [1].

---

[1] Pour l'étude approfondie de ce mode d'exploration, nous renvoyons aux travaux de M. Piorry, *De la percussion médiate et des signes obtenus à l'aide de ce nouveau moyen d'exploration dans les maladies des organes thoraciques et abdominaux. Paris,* 1828, in-8°, fig.—*Quelques nouvelles recherches sur la percussion médiate* (Journal hebdomadaire de médecine, tome V). — *Notice sur un nouveau stéthoscope* (Id. tome VII).

CHAPITRE IV.

DE L'AUSCULTATION [1].

On donne le nom d'auscultation à l'examen, fait au moyen de l'oreille, des différens bruits que produisent, dans la cavité de la poitrine, la circulation de l'air, le retentissement de la voix, ou les battemens du cœur et des gros vaisseaux.

L'auscultation est immédiate ou médiate ; l'auscultation immédiate est celle que l'on pratique à l'aide de l'oreille nue ; l'auscultation médiate, à l'aide d'un instrument interposé entre la poitrine et l'oreille.

Quelques médecins préfèrent l'auscultation immédiate, parcequ'on perçoit plus de son, qu'elle n'exige pas l'emploi et le transport d'un instrument, et qu'on n'est pas exposé aux erreurs dans

---

[1] Après l'ouvrage de M. Laennec, mes lecteurs consulteront avec grand avantage l'article *Auscultation, de M. Andral* (Dictionnaire de médecine et de chirurgie pratiques, tome III, 1830). — *Mémoire sur quelques faits et aperçus nouveaux sur l'auscultation, par Raynaud* (Journal hebdomodaire de médecine, tome V). — *Du bruit de frottement pulmonairé, par le même* (Id. tome VII).

lesquelles vous entraîne quelquefois sa mauvaise
application.

Mais on ne peut se dissimuler qu'il est difficile
d'appliquer immédiatement l'oreille sur plusieurs des points de la poitrine dont l'examen
fournit des signes importans ; que l'observateur,
recevant des sons non seulement par l'oreille,
mais par toute la portion de la tête qui repose
sur la poitrine, distingue moins nettement ceux
dont il est nécessaire de constater l'existence ;
qu'en outre le frottement inévitable de l'oreille
et de la tête contre les vêtemens du malade,
nuit à la perception des bruits qui se passent réel-
lement dans le poumon ; enfin, que la décence
quelquefois, et souvent le dégoût, vous empêchent de recourir à ce mode d'exploration.

L'auscultation médiate me paraît préférable.
C'est au célèbre Laennec, dont la science déplore
la fin prématurée, que nous devons cette découverte et la plupart des belles et fécondes observations qui en ont fait en peu de temps un de
nos moyens les plus sûrs de diagnostic.

Ce savant professeur dut, pour ainsi dire, au
hasard ses premières idées : mais son génie lui
révéla aussitôt l'importance et l'utilité de ce
nouveau moyen d'investigation et les immenses
avantages qu'en devait retirer la pratique de la
médecine. Il imagina un instrument, procéda à

une longue suite de recherches, recueillit un
grand nombre d'observations minutieuses dans
leurs détails, vérifia par de nombreuses autop-
sies le diagnostic porté au lit des malades, classa,
coordonna cette multitude de faits isolés, cher-
cha l'explication la plus vraisemblable des phénomènes nouveaux qu'il rencontrait chaque jour,
et, après moins de trois ans, publia sur ce sujet
un livre dont tous les passages ont été sanctionnés
par les expériences répétées des médecins na-
tionaux et étrangers, et auquel leurs recherches
ont difficilement ajouté quelques pages.

Je ne décrirai point ici le stéthoscope tel que
l'employait Laennec. Son poids et son volume
ont fait renoncer à son usage, et on a générale-
ment adopté celui qu'a imaginé M. le docteur
Piorry, et qui porte avec lui le plessimètre dont
il est aussi l'inventeur. Il est beaucoup plus por-
tatif, et cet avantage, léger en apparence, con-
tribuera certainement à rendre plus familier
l'emploi de l'auscultation médiate.

Du reste, quelle que soit la forme de l'instrument, on doit le tenir comme une plume à
écrire, l'extrémité des doigts rapprochée de son
extrémité pectorale, de manière à sentir à la fois
le bout du cylindre et le point de la poitrine
sur lequel on l'applique ; le faire porter légèrement par toute sa surface, en sorte qu'il n'existe

pas d'hiatus entre le contour de son extrémité et la paroi du thorax; et, dans le cas où un amaigrissement excessif aurait rendu les espaces intercostaux concaves et les côtes saillantes, remplir cette concavité avec de la charpie ou tout autre corps mou.

L'oreille appuiera plus ou moins fortement sur l'extrémité opposée à celle qui porte l'enbout. L'usage apprend les cas dans lesquels il faut l'appliquer légèrement, et ceux où il faut presser avec une certaine force.

On devra débarrasser le malade d'une partie des vêtemens qui le couvrent, s'ils sont trop épais ou faits avec des tissus, tels que la laine et la soie, capables de produire par le frottement quelques bruits semblables à ceux que le cylindre fait entendre. Dans l'examen de la respiration surtout, on ne s'en rapportera pas aux premiers instans de l'exploration : le bourdonnement résultant de l'application de l'instrument, la crainte, la gêne, l'embarras du malade, les battemens du cœur, nuisent à la production des bruits, ou empêchent de les bien saisir.

L'instrument sera garni de son en-bout pour explorer les battemens du cœur et les phénomènes produits par la voix; on l'en séparera pour écouter le bruit de la respiration ou ceux dont le cœur est quelquefois le siége. Il peut-être appliqué avec la même facilité sur tous les points de la poitrine.

Les phénomènes que cette exploration fait connaître sont *naturels* on *pathologiques*. Les phénomènes naturels sont ceux qui existent dans l'état sain des organes ; il faut d'abord les étudier, afin de ne pas les confondre avec ceux que produit la maladie, et de pouvoir tenir compte de leur absence et bien apprécier leurs changemens.

§ Ier.

PHÉNOMÈNES NATURELS.

Ces phénomènes diffèrent suivant qu'ils sont fournis par la respiration, par la voix ou par le cœur. Ils forment donc trois classes, qui vont être chacune l'objet d'un article séparé.

ART. Ier. Phénomènes naturels fournis par la respiration.

Ils offrent quelques variétés suivant, 1° les points que l'on examine, 2° la fréquence de la respiration, 3° l'âge, le sexe, les dispositions particulières des individus.

1° *Suivant les points que l'on examine.* Chez un homme sain, en appliquant le cylindre sur la poitrine, on entend, dans l'inspiration et l'expiration, un bruit léger, mais très distinct, qui indique la pénétration de l'air dans le tissu du poumon, et son expulsion.

Il est difficile de trouver une comparaison qui puisse donner une idée exacte de ce bruit; car non seulement on entend la pénétration de l'air et son expulsion, mais encore on distingue fort bien que cet air est reçu dans une suite de très petites cavités qui se développent pour l'admettre, et non dans une cavité unique et assez vaste.

Ce murmure est à peu près également fort dans tous les points de la poitrine, mais surtout dans ceux où les poumons sont le plus voisins de la surface de la peau, c'est-à-dire dans les parties supérieures latérales et postérieures inférieures. Le creux de l'aisselle et l'espace compris entre la clavicule et le bord du trapèze sont les points où il a le plus d'intensité.

Sur la trachée-artère, le larynx et la racine des poumons, le bruit respiratoire s'entend parfaitement, mais il a un caractère particulier qui fait reconnaître qu'il se passe dans un conduit plus vaste que les cellules aériennes. On ne distingue plus le déploiement du tissu pulmonaire, et l'air semble être attiré du cylindre dans l'inspiration et y être repoussé dans l'expiration. On peut comparer exactement cette respiration, que nous appellerons *trachéale*, au bruit d'un soufflet.

2° *Suivant la fréquence.* Le murmure de la respiration est d'autant plus bruyant qu'elle est plus fréquente. Une inspiration lente et profonde s'entend quelquefois à peine ; aussi faut-il avoir soin de recommander aux personnes qu'on examine de respirer comme si elles étaient légèrement essoufflées.

3° *Suivant les âges, les sexes,* etc. Chez les enfans, les femmes et les hommes d'une constitution nerveuse, la respiration est sonore, bruyante; le développement des cellules est plus appréciable, et la sensation qu'il produit est telle, qu'il semble qu'elles aient plus d'ampleur ou se dilatent davantage. Cette différence de bruit existe principalement dans l'inspiration ; elle est moins prononcée dans l'expiration ; on la retrouve d'autant plus marquée que l'enfant est plus jeune : elle persiste ordinairement jusqu'à la puberté ou un peu au-delà.

Chez les adultes, l'intensité du bruit varie beaucoup. Il en est de très sains chez lesquels on l'entend à peine, à moins qu'ils ne fassent une forte inspiration : ceux-ci ont ordinairement la respiration fréquente. Chez d'autres elle est assez forte, sans que pour cela ils ne soient ni plus ni moins sujets à la courte haleine. Enfin, quelques personnes conservent jusqu'à la vieillesse une respiration semblable à celle des enfans ; et semblent par cela même plus disposées aux maladies des organes respiratoires.

ART. II. Phénomènes naturels fournis par la voix.

Les phénomènes naturels fournis par la voix varient, 1° suivant les points que l'on examine, 2° suivant le timbre de la voix.

Lorsqu'un homme sain parle ou chante, sa voix retentit dans l'intérieur de la poitrine, et produit dans toute l'étendue de cette cavité une sorte de frémissement facile à distinguer par l'application de la main. Nous ne nous occuperons pas de ce frémissement : c'est un phénomène d'une médiocre importance, et dont on trouve rarement l'occasion de tirer parti. Cependant lorsqu'il existe une vaste excavation, ce frémissement acquiert quelquefois une telle force, qu'il suffit seul pour la faire soupçonner.

1° *Suivant les points.* Si l'on applique le cylindre sur un des points de la cavité du thorax, on entend une résonnance confuse de la voix, dont l'intensité n'est pas la même partout.

Les parties où elle est la plus forte sont l'aisselle, le dos entre le bord interne de l'omoplate et la colonne vertébrale, la partie antérieure et supérieure de la poitrine vers l'angle formé par la réunion du sternum et de la clavicule. La voix

3

semble dans ces parties plus forte et plus rapprochée de l'observateur qu'à l'oreille nue; dans
les autres, et particulièrement en bas et en arrière, elle paraît plus faible et plus éloignée, et
ne produit qu'un son confus, dans lequel on ne
distingue rien d'articulé.

2° *Suivant le timbre.* Chez les hommes dont
la voix est grave, cette résonnance est plus forte,
mais sourde, confuse, et presque égale dans
tous les points; elle est claire et bien distincte
chez les individus dont la voix a un timbre aigu,
chez les femmes, chez les enfans.

Enfin, la voix agitée et tremblante ne la transmet que faiblement, et elle est tout-à-fait nulle
dans les cas d'aphonie.

ART. III. **Phénomènes naturels fournis par le cœur.**

Ils se divisent en quatre classes, et compren-
nent, 1° l'étendue des battemens du cœur, 2° le
choc qu'ils communiquent, 3° le bruit qui les
accompagne, 4° leur rhythme.

1° *Étendue des battemens du cœur.* Dans l'état
sain, chez un homme d'un embonpoint médiocre et dont le cœur est dans de bonnes proportions, les battemens ne se font entendre que dans
la région précordiale, c'est-à-dire dans l'espace
compris entre les cinquième et septième côtes
sternales gauches, et sous la partie inférieure du

sternum. Les mouvemens des cavités gauches se font particulièrement sentir dans le premier point, ceux des droites dans le second. Quand le sternum est court, les battemens sont encore sensibles dans l'épigastre.

Chez les sujets très gras, dont les battemens du cœur ne peuvent être sentis avec la main, l'espace dans lequel on peut les saisir à l'aide du cylindre est quelquefois restreint à une surface d'environ un pouce carré.

Les sujets maigres, ceux dont la poitrine est étroite, offrent une disposition tout opposée. Les battemens du cœur ont plus d'étendue; on les sent dans le tiers ou même les trois quarts inférieurs du sternum ; quelquefois sous la totalité de cet os, à la partie supérieure gauche de la poitrine jusqu'à la clavicule, et même au-dessous de la clavicule droite. Quand l'étendue des battemens du cœur se borne là chez les sujets qui réunissent les conditions que nous avons indiquées, et qu'ils sont moins sensibles sous les clavicules que dans la région précordiale, le cœur est encore dans de bonnes proportions.

2° *Le choc.* J'entends par *choc* la sensation de soulèvement ou de percussion que font éprouver les battemens du cœur à l'oreille de l'observateur. Il est distinct avec le cylindre, quand la main,

3.

appliquée sur la région du cœur, ne sent rien.
Ce choc est très peu marqué chez un homme
sain, surtout quand il est d'un embonpoint un
peu considérable. Il se fait ordinairement sentir
dans la région précordiale et la moitié inférieure
du sternum au plus, et toujours avec plus de
force entre les cartilages des cinquième et sixiè-
me côtes, partie à laquelle correspond la pointe
du cœur.

Sa force varie à l'infini suivant la constitution
du sujet; aussi est-il difficile de la rapporter à un
type unique. L'habitude apprend à distinguer si
elle est plus ou moins intense qu'elle ne le devrait; du reste, elle doit être un peu moins
grande pour le ventricule droit que pour le
gauche.

3° *Le bruit.* Les contractions alternatives des
diverses parties du cœur rendent un son insen-
sible à l'oreille dans l'état sain, mais facilement
percevable par le cylindre, quel que soit le peu
de force et de volume de l'organe.

Dans l'état naturel, ce bruit est double, et
chaque battement du cœur correspond à deux
sons successifs: l'un, clair, brusque, analogue au
claquement de la soupape d'un soufflet, correspond à la systole des oreillettes; l'autre, plus
sourd, plus prolongé, coïncide avec le battement artériel, ainsi qu'avec la sensation du choc

indiquée dans l'article précédent : il est produit par la contraction des ventricules.

Le bruit des cavités droites se fait entendre à la partie inférieure du sternum, celui des cavités gauches entre ses cartilages des côtes. Il est toujours plus fort à la région précordiale que dans les autres points de la poitrine, où il peut devenir distinct chez les sujets qui, bien portans d'ailleurs, ont un cœur à parois minces. On observe aussi chez eux que le bruit des oreillettes est plus sonore sous les clavicules que celui des ventricules ; ce qui n'existe pas à la région précordiale.

Chez les personnes dont les plèvres et les bords antérieurs des poumons se prolongent au-devant du péricarde, le bruit de l'oreillette est plus sourd et plus obtus que celui des ventricules, sans cesser cependant d'être distinct. Cela tient sans doute à ce qu'il est masqué par le murmure de la respiration, ou par celui que produit l'air exprimé, pour ainsi dire, de cette portion du poumon par la compression que le cœur exerce sur elle dans ses battemens.

4°. *Le rhythme.* Nous entendons par *rhythme* l'ordre des contractions des diverses parties du cœur, telles qu'elles se font entendre et sentir sous le cylindre, leur durée respective, leur succession, et en général leurs rapports entre elles.

Chez un homme sain et dont le cœur est dans les conditions les plus favorables au libre exercice de toutes ses fonctions, au moment où l'artère vient frapper le doigt, l'oreille, appliquée sur le cylindre, est légèrement soulevée par un mouvement du cœur isochrone à celui de l'artère, et accompagné d'un bruit un peu sourd : c'est la contraction du ventricule. Immédiatement après, et sans aucun intervalle, un bruit plus éclatant, plus court, annonce la contraction de l'oreillette : aucun mouvement sensible à l'oreille ne l'accompagne. Un intervalle de repos lui succède : cet intervalle, quoique court, est bien marqué. Après lui une nouvelle contraction complète du cœur se fait sentir.

La durée respective des contractions des oreillettes et des ventricules paraît déterminée assez exactement de la manière suivante : sur la durée totale du temps dans lequel se fait une contraction et un repos complet du cœur, un tiers à un quart est rempli par la systole des oreillettes, un peu moins d'un quart par le repos absolu, le reste par la contraction des ventricules.

Ces rapports existent, quelles que soient la vitesse ou la lenteur, la fréquence ou la rareté des mouvemens, quand l'organe est sain et bien proportionné.

§ II.

Nous appellerons *phénomènes pathologiques* les altérations, les modifications des phénomènes naturels, déterminées par une lésion quelconque de l'organe dans lequel on les observe. Nous les rapporterons à quatre divisions principales.

Phénomènes fournis, 1° par la respiration, 2° par la voix, 3° par la respiration et la voix, 4° par le cœur.

ART. Ier. Phénomènes pathologiques fournis par la respiration.

La respiration peut être plus forte que dans l'état physiologique, plus faible, tout-à-fait nulle, ou analogue à la respiration que nous avons appelée *trachéale*. Elle peut être pure ou mêlée de divers râles.

Lorsque la respiration devient plus forte que dans l'état sain, elle prend le caractère de celle des enfans, et a été nommée, pour cette raison, par M. *Laennec, respiration puérile.* Ce n'est jamais une lésion du poumon ou de la portion du poumon dans laquelle on l'observe qui détermine cette augmentation d'intensité du bruit respiratoire. Elle ne se rencontre que dans des parties saines dont l'action est momentanément

augmentée pour suppléer à celle des parties malades. Ainsi, dans la pneumonie, on trouve ordinairement la respiration puérile dans les portions
que la maladie n'occupe pas. Cependant on voit
cette exagération de la respiration coïncider avec
une grande dyspnée dans quelques cas d'asthme
et de suffocation hystérique: il est difficile de
se rendre compte de cette anomalie. Nous
avons encore observé trois fois une respiration
plus forte que dans l'état sain, dans des parties
qui, le lendemain, ont été envahies par une
pneumonie. Cette respiration n'était pas vérita-
blement une respiration puérile; elle paraissait
se passer dans une vaste cavité située plus exactement au-dessous du cylindre, plus près de la
surface du corps qu'elle ne l'est chez les sujets
les plus maigres. Peut-être dans ces trois cas la
péripneumonie occupait-elle déjà le centre de
l'organe, et les vésicules les plus voisines de la
surface étaient-elles seules encore propres à la
respiration.

L'intensité du bruit respiratoire offrant une
foule de variétés chez les sujets sains, ce n'est
qu'en comparant diverses parties des organes
pulmonaires qu'on peut juger de son affaiblissement. Cette comparaison est toujours facile, car
rarement la respiration se trouve affaiblie dans
tout un poumon ou dans les deux à la fois. L'in-

tensité du bruit offre une foule de degrés depuis l'affaiblissement léger jusqu'à la nullité la plus complète. Le peu d'étendue des mouvemens du thorax paraît être, le plus ordinairement, la cause de l'affaiblissement ; souvent aussi il tient à l'obstruction incomplète des ramifications bronchiques de moyen calibre par l'engorgement de leur membrane, ou par la présence de la matière des crachats. On le trouve aussi dans les cas de fausses membranes encore molles et commençant seulement à s'organiser, ou d'é-. panchement peu abondant.

La nullité de la respiration peut reconnaître plusieurs causes. Elle a lieu si le poumon est devenu imperméable à l'air, ou s'il s'est interposé entre lui et les parois thoraciques un liquide, ou tout autre corps accidentellement développé, qui empêche le bruit de se transmettre. Elle s'observe rarement dans toute l'étendue d'un côté du thorax. Les clavicules et le voisinage de la racine du poumon sont les points où on la rencontre le moins souvent ; peut-être même ne la trouve-t-on jamais dans la dernière de ces parties.

La respiration trachéale, dont nous avons donné la description en parlant des phénomènes naturels, se rencontre quelquefois dans des points autres que ceux où elle est observée dans l'état sain. Elle ne peut y exister sans qu'il se soit fait dans le poumon une excavation plus ou moins large communiquant librement avec les bronches, ou se continuant avec elles. Elle peut tenir aussi à l'endurcissement du tissu pulmonaire hépatisé, qui, dans cet état, transmet jusqu'à l'oreille le mouvement de l'air dans les tuyaux bronchiques, mouvement plus bruyant alors à cause de l'impossibilité qu'apporte l'état d'induration du viscère à la pénétration de ce fluide dans les vésicules pulmonaires.

Quelle que soit l'intensité du bruit inspiratoire, il peut être pur, ce qui indique que les bronches sont parfaitement libres ; ou mêlé de râles. Nous entendons par *râle* tout bruit produit par la circulation de l'air dans les bronches et les vésicules, autre que le murmure qu'elle détermine dans l'état sain. Les râles occupent rarement tous les points de l'organe ; ils ne se font entendre, le plus souvent, que dans une étendue peu considérable, et la respiration reste naturelle ou même devient puérile dans les autres. Ils annoncent ou le rétrécissement de quelques parties des tuyaux bronchiques, ou leur engouement par un liquide quelconque, ou enfin celui des vésicules aériennes.

Leurs différences, leur éloignement ou leur rapprochement, l'étendue qu'ils occupent, font connaître assez bien et le lieu où ces liquides existent, et la plupart de leurs propriétés physiques, à peu de distance de l'endroit qu'occupe une lésion quelconque du poumon, le râle qui la caractérise cesse de s'entendre, et la respiration peut être naturelle, quoique dans le voisinage d'une partie très profondément affectée. Nous distinguerons cinq espèces de râles principaux : 1° le râle sonore sec, 2° le sibilant, 3° le muqueux, 4° le crépitant humide, 5° le crépitant sec à grosses bulles ou craquement.

Parmi ces râles, le plus grand nombre s'entend mieux pendant l'acte de la respiration ; d'autres sont plus distincts pendant la toux. Chaque espèce peut exister seule, ou se trouver réunie à deux ou trois autres, soit dans le même point, soit dans les points différens. Les uns sont permanens pendant toute la durée de la période de la maladie qu'ils servent à caractériser ; les autres, pour ainsi dire intermittens, paraissent et disparaissent tour à tour, occupent tantôt un point, tantôt un autre ; en sorte qu'ils peuvent manquer au bout d'un instant là où l'on venait de les entendre.

Râle sonore. Il consiste en un son plus ou moins grave, et quelquefois extrêmement bruyant, qui ressemble tantôt au ronflement d'un homme endormi, tantôt au son que rend une corde de basse que l'on frotte avec le doigt, assez souvent au roucoulement d'une tourterelle. Il paraît dû au rétrécissement des tuyaux bronchiques par l'engorgement de la membrane muqueuse, ou à un changement quelconque dans la forme de ces canaux, peut-être à l'épaississement des éperons qui se trouvent au point de division des bronches, épaississement que l'on observe presque constamment chez les sujets qui ont succombé pendant la durée d'un catarrhe soit aigu soit chronique.

Râle sibilant. Il ressemble à un sifflement prolongé, et accompagne soit la fin, soit le commencement de l'inspiration ou de l'expiration.

Il est grave ou aigu, sourd ou sonore. Ces deux variétés se rencontrent quelquefois ensemble dans diverses parties du poumon, ou se succèdent dans le même point à des intervalles plus ou moins rapprochés. Il tient à la présence d'une mucosité peu abondante, mais ténue, visqueuse, obstruant plus ou moins complètement les petites ramifications bronchiques que l'air est obligé de traverser pour arriver dans les vésicules.

Il me paraît indiquer une altération du poumon plus profonde que le premier, c'est-à-dire occupant des rameaux plus déliés ; aussi, quand il s'entend dans une grande partie de l'organe, est-il accompagné de plus de gêne dans la respiration. C'est lorsque le râle sibilant existe qu'on observe de ces crachats muqueux offrant des espèces d'arborisations, qui représentent à l'œil la forme, le calibre et les ramifications des petits tubes bronchiques dont ils ont été chassés par les efforts de la toux.

Râle muqueux. Le râle muqueux, produit par le passage de l'air à travers des crachats accumulés dans les bronches ou dans la trachée, ou à travers la matière tuberculeuse ramollie, dénote par sa nature l'état onctueux, sans ténacité du liquide qui engoue les voies aériennes. Tantôt il est faible et se produit à des intervalles éloignés, tantôt il est fort et continu. Dans le premier cas, on reconnaît que la colonne d'air ne rencontre que de loin en loin les mucosités qui le produisent ; dans le second, que les bronches en sont presque entièrement remplies. Porté au plus haut degré, il constitue le *gargouillement.* C'est par ce nom qu'on désigne le murmure bruyant que détermine l'agitation de la matière tuberculeuse ou des crachats puriformes par l'air qui les traverse.

Râle crépitant. Il consiste en un bruit que l'on peut comparer avec exactitude à celui du beurre bouillant ou du sel que l'on fait décrépiter dans une bassine, ou enfin d'un morceau de poumon sain desséché que l'on presse entre les doigts. Il paraît dû à l'exhalation du sang dans les vésicules aériennes, et caractérise constamment le premier degré de la pneumonie.

Dans l'hémoptysie et l'œdème du poumon, ce même râle se fait entendre, mais avec une nuance bien tranchée, et qu'il est ordinairement facile de reconnaître. Il semble qu'il soit formé par des bulles plus grosses et plus humides.

Râle crépitant sec à grosses bulles ou craquement. Signe pathognomonique de l'emphysème du poumon quelquefois, et souvent de l'emphysème interlobulaire, ce râle consiste en une suite de craquemens analogues à ceux qu'on produit en insufflant une vessie sèche. Ces craquemens sont inégaux entre eux surtout dans l'emphysème interlobulaire ; ils ne s'entendent que dans l'inspiration.

Tels sont les différens râles qu'on entend au moyen du cylindre. On voit par leur description qu'ils ne peuvent être méconus, et offrent chacun des caractères bien tranchés ; mais souvent leurs différences sont beaucoup moins sensibles, et des nuances que l'habitude apprend à saisir, et que des mots ne sauraient exprimer, établissent une espèce de transition entre chacun d'eux, et indiquent une lésion mixte plus ou moins rapprochée de telle que de telle autre.

ART. II. Phénomènes pathologiques fournis par la voix.

Les phénomènes pathologiques fournies par la voix sont de trois sortes : la pectoriloquie, l'égophonie et la bronchophonie.

Pectoriloquie. On dit qu'un malade présente la pectoriloquie, quand sa voix, assez distinctement articulée, semble sortir directement par le point de la poitrine sur lequel est appliqué le cylindre, et passer par son canal central.

La pectoriloquie est *parfaite, imparfaite,* ou *douteuse.*

La pectoriloquie *parfaite* est celle qui présente tous les caractères que nous venons d'indiquer, c'est-à-dire celle dans laquelle la voix est nette, bien articulée, traverse le cylindre, et arrive à l'oreille de l'observateur soit avec son timbre naturel, soit avec un timbre plus fort.

La pectoriloquie est *imparfaite* quand la voix articulée retentit avec force sous le cylindre, paraît rapprochée de l'oreille, sans cependant traverser le tube entier.

Enfin, on dit que la pectoriloquie est *douteuse* lorsque la voix paraît aigre, tourmentée à la manière de celle des ventriloques, et ne traverse pas le tube; elle se rapproche de la simple résonnance.

La pectoriloquie imparfaite et la pectoriloquie

douteuse ne méritent confiance que quand elles existent d'un côté seulement, ou quand on peut y joindre d'autres signes tirés de l'examen de la respiration.

La pectoriloquie la plus parfaite peut quelquefois prendre momentanément les caractères de la pectoriloquie imparfaite ou douteuse ; elle peut aussi disparaître de temps en temps, devenir, pour ainsi dire, intermittente : nous dirons dans quelles circonstances, après avoir exposé les causes de la pectoriloquie.

Ce phénomène est toujours dû à la présence, dans le poumon, d'excavations communiquant librement avec les bronches et vides complètement ou en partie. Il peut se rencontrer dans tous les points de la poitrine ; mais ceux où on l'observe le plus fréquemment sont, le dessous de la clavicule, le creux de l'aisselle, l'espace compris entre la clavicule et le trapèze, les fosses sous et sus-épineuses. Ces parties correspondent toutes au sommet de l'organe, et c'est là en effet que s'observent le plus souvent les excavations produites par la fonte des tubercules.

La pectoriloquie offre quelques variétés dues au timbre de la voix, à la grandeur des excavations, à leur forme, à la fermeté ou à la mollesse de leurs parois, à leur adhérence à la plèvre costale ou à leur défaut d'adhésion, enfin à la facilité ou à la difficulté avec laquelle l'air y pénètre.

1° Plus la voix est aiguë, plus la pectoriloquie est évidente; elle est presque toujours imparfaite et quelquefois douteuse chez les personnes à voix grave. L'aphonie ne la fait pas disparaître complètement, et souvent il arrive, dans ce cas, qu'on distingue mieux ce que dit le malade avec le cylindre appliqué sur le point de la poitrine où existe l'excavation qu'avec l'oreille nue et placée à la même distance.

2° Pour que la pectoriloquie soit parfaite, il faut que l'excavation n'ait qu'une étendue médiocre. Dans les cavernes très vastes, la pectoriloquie se change en un son plus fort, plus grave, analogue à la voix transmise à quelque distance par une trompe ou un cornet de papier. Dans les cavernes très petites, elle est souvent douteuse, surtout quand l'excavation est centrale et enveloppée de toutes parts de parties encore facilement perméables à l'air.

3° La disposition anfractueuse des cavités, ou la communication directe d'un grand nombre d'excavations entre elles, donnent à la pectoriloquie quelque chose d'étouffé et de confus. La voix paraît mal articulée.

4° Plus les parois des excavations sont fermes, minces, plus la pectoriloquie est parfaite. Lorsqu'un travail de cicatrisation a déterminé la formation d'une membrane analogue aux fibro-cartilages sur toute la surface d'une de ces ulcérations, la pectoriloquie acquiert un timbre métallique, quelquefois tellement bruyant qu'il nuit à la netteté de la perception des sons.

5° Une excavation placée à la surface du poumon, et dont la paroi mince n'adhère pas à la plèvre costale et s'affaisse dans l'expiration, ne donne pas la pectoriloquie : on reconnaît son existence à d'autres caractères. Au contraire, une excavation superficielle, à parois minces, adhérentes, donne une pectoriloquie éclatante dont la force fatigue l'oreille.

6° Moins l'excavation contient de liquide, plus la pectoriloquie est évidente, parcequ'alors la communication avec les bronches est ordinairement large, et permet à l'air un libre accès. Cependant cette communication peut être détruite pendant un temps plus ou moins long, et plus ou moins complètement, par la stagnation de la matière des crachats dans les tuyaux bronchiques : c'est là ce qui rend quelquefois la pectoriloquie parfaite douteuse, et lui donne ce caractère intermittent qu'il n'est pas rare d'observer. Il est des jours où l'on trouve à peine un pectoriloque dans les salles où la veille on en comptait un grand nombre ; on observe alors que, chez la plupart, l'expectoration a été peu abondante ou tout-à-fait nulle.

La pectoriloquie est due au retentissement de la voix dans une excavation formée dans le poumon par le ramollissement des tubercules, par la fonte d'une escharre gangréneuse, par un abcès ou par un kyste. On l'a observé aussi dans le cas de communication fistuleuse d'un abcès du médiastin avec les bronches.

Égophonie. L'égophonie, ou résonnance chevrotante, est un retentissement de la voix avec un timbre plus aigu, plus aigre, en quelque sorte argentin et tremblant, saccadé, comme le bêlement d'une chèvre.

L'égophonie ne s'introduit que très peu dans le tube et ne le traverse jamais ; on l'entend ordinairement au même instant que la voix, quelquefois cependant après elle, et à la fin des mots, comme une sorte d'écho.

Ce phénomène peut exister dans tous les points de la poitrine ; ceux où on le rencontre le plus fréquemment sont : l'espace compris entre la colonne vertébrale et le bord interne de l'omoplate, le voisinage de l'angle inférieur de ce dernier os, et la partie moyenne et latérale de la poitrine jusqu'au mamelon.

Comme la pectoriloquie, il varie beaucoup dans sa force, son étendue, mais il ne disparait pas, comme elle, pour reparaître ensuite.

Il n'existe ordinairement que d'un côté, quelquefois cependant des deux à la fois ; dans ce cas il est difficile de décider s'il est un symptôme de maladie ; car chez quelques sujets, la résonnance de la voix à la racine du poumon a naturellement ce caractère aigre et chevrotant.

Quand l'égophonie existe seule, il est toujours facile de la reconnaître, même lorsqu'elle est faible ; cela devient plus difficile quand la bronchophonie existe avec elle, complication qu'il n'est pas rare de rencontrer.

L'expérience et l'observation attentive des malades ont prouvé que l'égophonie est le signe d'un épanchement médiocrement abondant dans la cavité de la plèvre, ou de l'existence de pseudomembranes encore molles ; si l'épanchement dépasse un certain dègré, l'égophonie cesse. Il est difficile de donner une explication satisfaisante de ce phénomène, même en admettant l'aplatissement des tuyaux bronchiques dans les cas d'épanchement où l'égophonie se rencontre.

Bronchophonie. On donne le nom de bronchophonie au retentissement non articulé mais quelquefois très fort de la voix dans des points qui ne l'offrent pas, ou qui le présentent sourd et obscur dans l'état sain.

Ainsi, dans l'état naturel, la résonnance de la voix est nulle dans les divisions bronchiques qu'entoure un tissu vésiculeux et rempli d'air. Ce n'est qu'à la racine du poumon, au voisinage des gros tuyaux isolés qui concourent à la former, qu'on entend la voix retentir.

Si, par une cause quelconque, le tissu du poumon acquiert une compacité qui le rend propre à la transmission des sons, la broncho-phonie paraît.

On la distingue de la pectoriloquie, parce-qu'elle est plus diffuse, moins nettement articulée, et que la voix ne traverse pas le cylindre. L'absence du caractère aigre et chevrotant de la voix sert à la différencier de l'égophonie, avec laquelle elle coexiste très souvent. Dans ce cas il faut de l'attention pour reconnaître l'existence de l'un et de l'autre phénomène.

La pneumonie, l'engorgement hémoptoïque, l'accumulation des tubercules, sont les causes de la bronchophonie.

Il existe cependant une sorte de bronchophonie dans une maladie, qui n'a aucun des caractères anatomiques de celles que nous venons d'énoncer; c'est la dilatation des bronches. Dans ce cas, ces conduits devenus très vastes et d'un calibre inégal, forment des espèces de cavernes dans lesquelles la voix retentit avec d'autant plus de force, que la couche de tissu pulmonaire qui entoure les bronches dilatées est refoulée et plus dense que dans l'état naturel. Le phénomène est en tout semblable à celui que présente un poumon hépatisé ; les signes concomitans servent alors à établir le diagnostic.

ART. III. Phénomènes pathologiques fournis par la respiration et par la voix.

Respiration, résonnance et tintement métallique. Ces trois phénomènes sont fort remarquables.

Disons d'abord quelles lésions ils font connaître, afin de rendre leur exposition plus facile à saisir.

Ces lésions sont, la communication fistuleuse de la cavité de la plèvre avec les bronches, et l'épanchement d'une certaine quantité d'air dans le sac formé par cette membrane; un épanchement tout à la fois liquide et gazeux, avec ou sans communication ; enfin, une très vaste excavation à parois minces, adhérentes et compactes.

La respiration et la résonnance métalliques existeront dans le premier cas, le tintement s'y joindra dans le troisième, ou se rencontrera seul, s'il n'y a pas de fistule bronchique.

Si l'on fait respirer fortement un malade chez lequel cette communication fistuleuse existe, l'air, en pénétrant dans la cavité pleurale, produit un murmure analogue à celui qu'on détermine en soufflant dans un vase de métal à ouverture un peu étroite.

Si on le fait parler, sa voix retentit sous le cylindre et résonne comme s'il parlait dans une citerne. Cette ressemblance est d'autant plus frappante, que quelquefois le phénomène se produit seulement à la fin de la phrase du malade, et semble être un écho.

Enfin, s'il existe un épanchement gazeux et liquide à la fois, et qu'on fasse relever le malade pour l'examiner, il arrive quelquefois qu'on entend un bruit de courte durée, analogue à celui que produit une goutte d'eau tombant dans une carafe aux trois quarts vide. Il semble qu'une goutte restée adhérente à la partie supérieure de la cavité s'en détache, et, retombant dans la partie inférieure qu'occupe alors l'épanchement, détermine ce bruit par son choc avec la masse du liquide.

Ces phénomènes ne manquent jamais de se produire, de temps en temps au moins, pendant la durée des lésions qu'ils dénotent. Il est à peine nécessaire de dire que souvent on examine plusieurs fois le malade avant d'avoir occasion de les entendre. L'obstruction de la fistule, celle des bronches dans lesquelles elle communique, les font disparaître.

Il faut aussi, pour qu'ils soient évidens et bien

distincts, qu'il existe certaines proportions entre l'épanchement liquide et l'épanchement gazeux.

L'agitation de l'air, son passage à travers une ouverture étroite, et le retentissement de la voix dans une cavité vaste et à parois fermes, à demi solides et jouissant de la faculté de vibrer avec force, rendent facilement raison de la respiration et de la résonnance métalliques. L'explication que j'ai donnée sur le tintement paraît assez probable.

Frottement ascendant et descendant. On désigne sous ce nom un bruit qu'on rencontre quelquefois dans la poitrine, et qui, dans l'expiration et l'inspiration, donne à l'oreille la sensation d'un froissement sourd qui semble produit par l'ascension et la descente successive d'un corps dur frottant contre un autre. Cette sensation est souvent accompagnée d'une sensation analogue, percevable par l'application de la main sur le lieu où existe le phénomène. M. Laennec attribuait ce frottement à l'emphysème interlobulaire et le regardait avec le râle crépitant sec à grosses bulles, comme le signe pathognomonique de cette affection. Il ajoutait qu'il concevait la possibilité de son existence par suite du frottement contre la paroi thoracique d'une tumeur cartilagineuse, osseuse, tuberculeuse ou squirrheuse, saillante à la surface du poumon, et que ce frottement serait d'autant plus sensible que la respiration serait plus complètement diaphragmatique, parcequ'alors le déplacement de haut en bas du poumon serait plus considérable.

Des observations nouvelles sont venues confirmer cette prévision et même la dépasser. M. Reynaud[1] a publié un mémoire dans lequel il prouve, par des faits attentivement récueillis et soigneusement analysés, que ce bruit de frottement se développe dans le cours des pleurésies, avant qu'il y ait épanchement, ou à la suite de la résorption des épanchemens pleurétiques, et l'attribue au frottement contre la plèvre costale de ces fausses membranes inégales qui recouvrent la plèvre pulmonaire et réciproquement. Je n'ose décider de la valeur de l'explication, mais le fait me paraît bien constaté.

ART. IV. Phénomènes pathologiques fournis par le cœur.

Ces phénomènes pathologiques se rapportent, comme les phénomènes naturels, 1° à l'étendue dans laquelle on peut entendre les battemens du cœur à l'aide du cylindre; 2° au choc ou à la force d'impulsion de l'organe; 3° à la nature et à l'intensité du bruit que produisent ses contrac-

[1] *Journal hebdomadaire*, nos 65 et 85, années 1829, 1830.

tions; 4° au rhythme suivant lequel ses diffé-rentes parties se contractent.

Étendue. L'étendue des battemens du cœur peut dépasser ses limites naturelles, ou se res-treindre et se borner à une surface très petite.

Mais, avant d'entrer dans quelques détails à ce sujet, il est nécessaire d'établir une distinction entre l'étendue dans laquelle on entend les bat-temens et celle dans laquelle on les sent.

C'est ordinairement dans l'ordre suivant que procède l'augmentation de l'étendue dans la-quelle les battemens du cœur se font entendre : 1° le côté gauche de la poitrine depuis l'aisselle jusqu'à la région correspondante à l'estomac ; 2° le côté droit dans la même étendue ; 3° la partie postérieure gauche de la poitrine ; 4° en-fin, mais rarement, la partie postérieure droite. L'intensité du son est progressivement moindre dans la succession indiquée.

La possibilité d'entendre le cœur dans ces di-verses régions indique toujours un état de fai-blesse de l'organe, le peu d'épaisseur de ses pa-rois, surtout de celles des ventricules ; la dila-tation passive de quelqu'une de ses parties.

Elle peut tenir aussi à des causes étrangères au cœur, et dont l'action est permanente ou pas-sagère, telles que la maigreur ou l'étroitesse de la poitrine, l'hépatisation du poumon, sa compression par un épanchement, l'existence d'excavations à parois fermés, le pneumo-thorax, l'agitation nerveuse, une fièvre intense, les palpitations, l'hémoptysie, et en général toutes les causes qui augmentent la fréquence du pouls.

La diminution de l'étendue dans laquelle les battemens du cœur se font entendre annonce ordinairement un épaississement plus ou moins prononcé de ses parois ; elle ne s'observe pas très fréquemment.

Il est moins rare d'observer que, dans la même circonstance, les pulsations semblent se resserrer ; elles se font sentir dans un espace plus étroit que dans l'état sain.

Si, au contraire, le cœur était dilaté, il frappe le sternum par une large surface.

Ces deux dernières observations ne sont cependant pas constantes, et j'ai rencontré de nombreuses exceptions.

Impulsion. Nous avons dit combien l'intensité du choc communiqué à l'oreille par les pulsations du cœur offrait de variétés dans l'état sain : aussi est-il fort difficile de prononcer d'une manière absolue sur son augmentation ou sa diminution, à moins qu'elles ne soient bien marquées, ou qu'elles n'existent pas des deux côtés à la fois ; ce qu'on observe le plus souvent.

L'augmentation de l'impulsion offre un grand

nombre de degrés, depuis un léger excès de force jusqu'au choc violent qui communique une secousse désagréable à la tête de l'observateur, et soulève les parois de la poitrine assez fortement pour que ce mouvement soit distingué facilement à une certaine distance. Elle est presque toujours en raison directe de l'épaississement des parois des ventricules, et en raison inverse de l'étendue des battemens; c'est donc le signe pathognomonique de l'hypertrophie de cet organe.

La marche rapide, la course, l'action de monter, l'agitation nerveuse, les palpitations, la fièvre, peuvent la produire momentanément sans qu'il y ait altération du cœur; aussi faut-il ne procéder à l'examen qu'après un repos et un calme d'esprit assez prolongés. Une saignée abat cette violente impulsion; on jugerait donc mal de son degré en examinant le malade après cette opération.

La diminution de l'impulsion, rarement aussi exagérée que son augmentation l'est quelquefois, tient tantôt à la faiblesse de l'organe, au peu d'épaisseur de ses parois, et coïncide avec des battemens étendus; tantôt à la gêne extrême de la respiration, à la difficulté de la circulation pulmonaire, et peut alors coexister avec une hypertrophie bien caractérisée : on observe souvent cette diminution dans les derniers temps de cette maladie. Certaines affections de l'âme, la peur, les passions tristes, peuvent aussi la produire.

Bruit. Le bruit des contractions du cœur peut devenir plus sourd ou plus clair, plus sonore que dans l'état naturel. Il peut en outre se manifester dans le cœur des bruits tout-à-fait nouveaux, dont on ne reconnaît pas même le rudiment dans l'état sain de l'organe.

La moindre intensité du bruit paraît dépendre du ramollissement du tissu de l'organe ou de l'accroissement d'épaisseur de ses parois; c'est, avec la faiblesse de l'impulsion, le seul signe que fournisse le cylindre dans la première de ces affections, maladie rare, et le plus souvent méconnue.

La clarté, la sonoréité des contractions s'observe beaucoup plus fréquemment; elle se rencontre toujours avec un cœur à parois minces, et indique cette disposition naturelle ou pathologique.

Ce bruit clair peut venir des oreillettes ou des ventricules. Le lieu et le moment où il se fait entendre désignent quelle est la partie qui y donne lieu; et toujours il annonce l'amincissement de la portion du cœur dont il accompagne la contraction.

Quant aux bruits qui n'offrent dans l'état

sain aucun rudiment de leur existence, nous les rapporterons à trois : 1° le bruit de soufflet; 2° le bruit de râpe; 3° celui qui a quelque analogie avec le craquement du cuir neuf.

1° Le bruit de soufflet, assez bien caractérisé par son nom, peut accompagner tout à la fois ou partiellement les contractions des diverses parties du cœur et celles des artères. Il est continu ou revient de temps en temps seulement, sans cause appréciable, ou à la suite d'un léger mouvement, de la plus faible émotion. Les individus nerveux, les hystériques, les hypochondriaques, les personnes disposées à quelque accident hémorrhagique, le présentent souvent sans qu'il y ait aucune altération de la structure, aucun trouble dans les fonctions du cœur. Il peut aussi exister avec les maladies de cet organe chez des sujets qui n'offrent aucune de ces dispositions.

A l'ouverture des cadavres de ceux qui l'ont présenté au plus haut degré et de la manière la plus constante dans le cœur ou dans les artères, on ne rencontre aucune lésion constante à laquelle on puisse raisonnablement l'attribuer.

M. *Laennec* le regarde comme l'indice d'un état simple de spasme des voies de la circulation, ou de quelque partie seulement du système sanguin. Plusieurs observations semblent prouver cette opinion : 1° son analogie avec le bruit produit par une contraction musculaire forcée, analogie dont il est facile de s'assurer. En effet, si on appuie le coude sur une table, qu'on applique fortement l'oreille sur la main, qu'on contracte avec énergie et qu'on relâche alternativement les muscles élévateurs de la mâchoire inférieure, on entend un bruit tout-à-fait semblable. 2° La facilité avec laquelle on le détermine chez certains sujets dans un grand nombre d'artères tour à tour, en appuyant légèrement sur un point du vaisseau, rétrécissant son calibre, et apportant ainsi au cours du sang un obstacle qui n'arrête pas complètement sa marche. 3° Son apparition avant les hémorrhagies actives dans les vaisseaux qui portent le sang aux parties par lesquelles l'hémorrhagie doit se faire. 4° Son existence constante dans les palpitations produites par l'anémie.

Je sais que ces idées sur la cause du bruit de soufflet conduisent naturellement à admettre dans les artères la propriété de se contracter, et à les représenter comme en partie indépendantes du cœur. Mais d'autres faits ne rendent-ils pas cette proposition presque évidente? Ainsi le défaut très commun de proportions entre la force des battemens du cœur et des battemens des artères, le développement des phénomènes circulatoires dans une partie pen étendue, le reste du système sanguin restant dans le calme le plus parfait; cette sensation inaccoutumée de pulsations qui accompagne le développement de certaines inflammations, du panaris par exemple, sensation qui n'est point illusoire, puisque le doigt, appliqué sur la partie malade, y sent aussi des battemens; celle que ressentent dans l'intérieur du crâne les personnes affectées d'hémicranie; la non-transmission de tous les battemens du cœur aux artères, dans les cas où cet organe, hypertrophié, est agité par des mouvemens tumultueux et fort accélérés; l'existence, nouvellement découverte par M. *Kergaradec*, du bruit de soufflet dans les vaisseaux qui transmettent le sang de l'utérus au placenta.

2° Le bruit de râpe ou de lime, dont on se fait une idée exacte d'après sa dénomination, et qu'il est impossible de méconnaître une fois qu'on l'a entendu, peut, comme le bruit de soufflet, accompagner la contraction de l'une ou de l'autre des parties dont le cœur est formé, mais il n'est pas intermittent comme lui : sa force seule peut varier; une fois développée, il ne cesse plus. M. *Laennec* le regarde comme un signe certain du rétrécissement des orifices du cœur par des ossifications, des végétations, ou toute autre cause. Le lieu et le temps des contractions dans lesquelles

il se fait entendre indiquent quel est l'orifice affecté. La possibilité de déterminer un bruit assez
analogue chez une personne disposée au bruit
de soufflet, en comprimant une artère avec une
certaine force, ne semblerait-elle pas annoncer
qu'il n'est qu'une modification de celui-ci, due
à un état de spasme plus prononcé, entretenu
et occasioné par un obstacle plus dificile à sur-
monter, et toujours également résistant?

Bruit de cuir neuf. Ce bruit dont le nom indique assez la nature, s'est présenté à moi une
fois seulement depuis là publication de la première édition de cet opuscule. Il existait encore
dans ce cas une péricardite, et c'est après les
deux premiers jours de sa durée seulement que
je l'ai observé. Je pense que, comme le bruit du
frottement pulmonaire, il peut être dû au froissement des végétations développées sur le cœur,
et la face interne du péricarde.

Rhythme. Les altérations dans le rhythme des
pulsations du cœur ne sont pas très rares; mais,
faute d'observations suffisantes, on n'a pas encore pu les convertir en signes. Souvent elles
accompagnent une hypertrophie, une dilatation
du cœur, ou le rétrécissement de ses orifices pendant toute la durée de la maladie; souvent aussi
elles ne se manifestent que dans les derniers
temps de ces affections; d'autres fois ces lésions

déterminent la mort, sans que le rhythme des battemens ait cessé d'être régulier.

Nous considèrerons les altérations du rhythme, 1° relativement à la durée respective de la contraction des oreillettes et des ventricules; 2° relativement à leur succession.

1° Rarement les altérations du rhythme portent sur la durée de la contraction des oreillettes; elles sont ordinairement dues ou à la longueur ou à la brièveté plus grande de la contraction des ventricules, et alors c'est la durée du repos qui est augmentée ou diminuée. La première de ces altérations, celle qui consiste dans l'alongement de la contraction des ventricules, s'observe dans l'hypertrophie, et est d'autant plus marquée que la maladie est plus prononcée; la deuxième, celle dans laquelle il y a rapidité plus grande de la contraction, coïncide avec différens états du pouls, la vitesse, la rareté, et ne fournit aucune donnée pour le diagnostic des maladies du cœur et du poumon.

2° Ces altérations, considérées relativement à la succession des battemens, ont été observées assez fréquemment; elles sont ordinairement passagères, et accompagnent rarement au-delà de deux à trois contractions complètes du cœur.

Ainsi quelquefois la contraction de l'oreillette anticipe sur celle du ventricule, d'autres fois celle du ventricule sur celle de l'oreillette; ou bien une contraction des ventricules est suivie de plusieurs contractions successives, rapides, comme convulsives, de l'oreillette, et qui ne dépassent pas ensemble la durée d'une contraction ordinaire. La plupart de ces anomalies ne produisent pas de changemens sensibles dans l'état du pouls, et ne se rencontrent constamment dans aucune des maladies du cœur.

Souvent on observe, au milieu d'une série de contractions égales entre elles, un ou plusieurs battemens plus courts, plus vifs, après lesquels le cœur revient à son rhythme naturel.

D'autres fois, après une suite de battemens réguliers, le cœur semble s'arrêter et rester pendant fort long-temps dans l'état de repos. Cette sorte d'intermittence, observée sur un adulte, est toujours un signe d'affection de cet organe.

Enfin, dans quelques cas plus rares, la vitesse des contractions et leur irrégularité sont telles qu'il est impossible de les analyser. On peut, dans ce cas, prononcer avec certitude qu'il existe une maladie de l'organe.

On voit, d'après cet exposé des phénomènes pathologiques fournis par le cœur, qu'il n'en est que deux, l'impulsion et le bruit, qui deviennent signes certains des lésions des différentes parties de cet organe; que tous les autres, tirés

5.

du rhythme, des bruits de soufflet, de râpe, etc.,
n'ont pas été assez fréquemment observés pour
qu'on puisse dire quelles altérations ils indiquent.
Mais je ne doute pas que l'observation attentive des
malades, leur examen journalier au moyen du
cylindre, ne fournissent un jour les lumières qui
manquent encore actuellement, et ne rendent
bientôt le diagnostic de ces affections aussi facile et aussi précis que l'est celui de la plupart
des autres maladies du thorax.

ART. V. De la mensuration.

Ce mode d'exploration consiste à mesurer la
circonférence d'un des côtés du thorax, compa-
rativement à celle du côté opposé. Le rétrécissement ou la dilatation cesseraient d'être appréciables s'ils existaient des deux côtés à la fois,
et que cet examen ne pût plus être comparatif.

La mensuration fournit, dans quelques maladies, un signe précieux pour aider le diagnostic;
mais jamais elle ne suffit seule pour l'établir. En
effet, la plupart des hommes ont le côté droit
un peu plus développé que le gauche; un grand
nombre présentent dans la conformation de cette
cavité des altérations légères, résultant de leur
disposition au rachitis dans leur première enfance; aussi est-il nécessaire de ne pas tenir
compte d'une différence trop peu marquée. Au

premier coup d'œil, tous les malades paraissent offrir une dilatation ou un rétrécissement, et, sans le secours de la mensuration, cette ampliation semblerait beaucoup moins rare.

Pour procéder à ce mode d'examen, il faut que le malade soit assis ou debout, le corps droit et les membres thoraciques relevés sur la tête ou pendans sur les côtés, mais toujours dans la même position relative, car le relâchement ou l'état de contraction des muscles fait varier notablement leur saillie, et peut simuler une déformation qui n'existe pas. On prendra avec un cordon la mesure de la demi-circonférence de la poitrine, en partant de la saillie des apophyses épineuses, sur laquelle une des extrémités du cordon sera fixée, et portant l'autre sur le milieu du sternum; puis, sans abandonner ce point, on reportera le cordon vers les apophyses épineuses, en contournant l'autre côté dans la même direction et à la même hauteur.

Peut-être serait-il préférable d'entourer toute la poitrine avec le cordon, de plier celui-ci exactement en deux; il donnerait alors la mesure de l'étendue que doit avoir chacun des côtés, puis on procèderait comme nous avons dit ci-dessus.

Cette méthode d'exploration ne fournit que deux signes, la dilatation ou le rétrécissement.

La dilatation est toujours accompagnée du re-
dressement des côtes sur la colonne vertébrale,
de l'élargissement des espaces intercostaux, et
de l'immobilité plus ou moins complète de la
partie dilatée. Je dis de la partie, car cette ampliation maladive peut occuper tout un côté ou
seulement une partie. Tout épanchement un peu
abondant dans la cavité de la plèvre produit nécessairement la dilatation.

Le rétrécissement est aussi accompagné de
changement dans la direction des côtes; elles
sont plus obliques en bas, peu ou point mobiles;
les espaces intercostaux sont plus étroits, quelquefois presque effacés. Il est, comme la dilatation, partiel ou total; mais plus fréquemment
que celle-ci, il occupe tout un côté. Les sujets
qui présentent cette altération ont un maintien
particulier que M. *Laennec* a fort bien décrit, et
qui la fait deviner au premier coup d'œil. Leur
épaule est plus basse, le côté de la poitrine plus
court, aplati; le flanc plus creusé; les pectoraux
sont amaigris; la tête est un peu penchée vers
le côté rétréci. Chez la plupart, la colonne vertébrale conserve sa rectitude naturelle; elle flé-
chit chez un petit nombre. C'est toujours à la
suite de pleurésies intenses, quelquefois de pleurésies latentes qui n'ont pas même été soup-
çonnées et qui ont été accompagnées d'un épan-

chement abondant dont la résorption s'est opé-
rée, que survient le rétrécissement.

Je crois avoir remarqué chez quelques phthi-
siques un aplatissement du sommet de la poitrine au-dessous de la clavicule, et observé dans
ces cas une adhérence forte et serrée entre les
plèvres pulmonaire et costale, dans toute l'étendue correspondante au rétrécissement.

ART. VI. De la succussion.

Ce mode d'exploration, dont on s'accorde à
regarder *Hippocrate* comme le premier auteur,
consiste à imprimer au tronc une ou plusieurs
secousses brusques, rapides, pour déterminer
la fluctuation d'un liquide qu'on soupçonne con-
tenu dans la poitrine, et s'assurer de sa présence
et de sa quantité. Il n'est pas nécessaire que la
secousse soit forte; une agitation assez légère
suffit. Cette agitation, communiquée brusquement au liquide, donne lieu à un bruit tout-à-
fait semblable à celui qu'on produit en secouant
une bouteille à demi pleine. Il est inutile de
dire que ce bruit ne peut exister s'il n'y a à la
fois épanchement d'air ou de gaz et de liquide.
La poitrine est toujours exactement remplie
si c'est le poumon qui occupe toute la portion
que l'épanchement ne remplit pas, et le liquide
ne peut le refouler et éprouver de secousse

bruyante. Si l'épanchement gazeux est trop ou peu abondant, la succussion ne fournit aucun résultat. Il faut qu'il existe entre les deux épanchemens certaines proportions. On ne peut, quand ce bruit existe, le confondre avec aucun autre; cependant des liquides contenus dans l'estomac peuvent y donner lieu. Mais il sera toujours facile de reconnaître avec le cylindre l'endroit dans lequel il se produit. Les malades sont souvent les premiers à vous instruire de son existence : ils l'entendent au moindre mouvement qu'ils exécutent.

Pression abdominale. Méthode d'exploration proposée par Bichat, qui consiste à refouler de bas en haut les hypocondres et à examiner le degré d'oppression et d'anxiété qu'éprouve le malade. Inutile quant aux résultats, et douloureux dans son application, ce moyen d'investigation est depuis long-temps complètement abandonné.

DEUXIÈME PARTIE.

CHAPITRE I.

DES MALADIES DE LA PLÈVRE ET DU POUMON.

Les cinq méthodes d'exploration que je viens d'exposer en général, sont toutes d'une utilité réelle, et nous allons voir que chacune est successivement appelée à fournir les signes particuliers à une maladie; qu'elles se prêtent, dans la plupart des cas, un secours nécessaire; et qu'en n'en adoptant qu'une seule, même la plus parfaite, à l'exclusion de toutes les autres, on s'expose à de fréquentes méprises.

S'il fallait maintenant les classer d'après leur degré d'utilité, nous n'hésiterions pas à mettre en première ligne l'auscultation, après elle la percussion, la succussion, la mensuration, et enfin l'examen des mouvemens du thorax.

Il n'est pas une maladie de la poitrine dans laquelle l'auscultation ne fournisse quelque signe. Parmi ces signes quelques uns suffisent eux seuls pour caractériser l'affection : ainsi les différentes espèces de râle dans le catarrhe, la péripneu-

monie; l'égophonie dans la pleurésie, la pectoriloquie dans les excavations du poumon; le tintement métallique dans le pneumo-thorax. D'autres, mais en plus petit nombre, sont communs
à plusieurs maladies : c'est alors que l'auscultation devient insuffisante, insidieuse même,
et qu'il faut recourir à une autre méthode.

La percussion est, de toutes, celle qui prête
le plus de secours à l'auscultation. Elle se réunit
à elle pour assurer le diagnostic des premières
affections, et dans les autres empêche les erreurs dont on ne pourrait se garantir si l'on ne
s'aidait que du cylindre. Ainsi elle établit le
caractère différentiel de la péripneumonie au
deuxième degré et de l'emphysème du poumon,
du pneumo-thorax et de l'empyème, de l'œ-
dème léger et du premier degré de la péripneumonie.

La succussion donne le signe pathognomonique du pneumo-thorax avec épanchement.

La mensuration donne un des caractères constans de l'empyème, qui seul quelquefois peut
faire distinguer cette maladie de l'hépatisation
du poumon.

L'examen des mouvemens de la poitrine
fournit des indices sur l'intensité, l'étendue,
quelquefois la nature de certaines affections, et
de plus un symptôme constant des phlegmasies

aiguës des organes thoraciques. Qui ne sait, en effet, que, dans ces inflammations, le premier phénomène qui frappe les yeux, c'est l'immobilité de tout un côté ou d'une portion d'un côté du thorax? La douleur détruit ici la simultanéité d'action que l'on remarque dans la santé entre les deux portions symétriques de la poitrine. Ce que la volonté ne peut jamais opérer, la nature le fait à notre insu, par le simple effet automatique qui nous porte à nous soustraire à toute sensation douloureuse.

On voit, d'après ce que je viens de dire, qu'en assignant une place à chaque méthode d'exploration d'après son degré d'utilité, je suis loin d'en exclure aucune. Dans une matière médicale, on classe de même les médicamens du même ordre suivant leur degré d'énergie, sans prétendre que le plus fort doive faire rejeter le plus faible.

Je diviserai les maladies du thorax en *celles qui attaquent les organes respiratoires*, et *celles qui affectent le cœur*.

Je devais adopter un ordre pour l'exposition des maladies des poumons. Pour conserver plus d'ensemble et d'unité à mon travail, j'ai pris pour base celui que j'ai suivi pour la description des phénomènes que fait connaître le cylindre. Cette méthode m'a paru réunir en outre l'avantage de faire marcher du simple au composé, dans l'application des différens phénomènes stéthoscopiques au diagnostic des maladies.

Je parlerai donc d'abord des affections que l'examen de la respiration fait connaître, puis de celles dans lesquelles il faut y joindre l'examen de la voix.

A la première division se rapportent la pleurodynie, le catarrhe pulmonaire, l'apoplexie, l'œdème, l'emphysème du poumon, la pneumonie, l'hydro-thorax et l'empyème; à la seconde, la pleurésie, la phthisie pulmonaire, la gangrène du poumon et le pneumo-thorax.

ART. Iᵉʳ. De la pleurodynie.

Je parle ici de la pleurodynie, parceque j'ai observé des cas dans lesquels cette affection légère et de peu d'importance eût pu faire croire à l'existence d'une maladie grave du poumon ou de la plèvre.

En effet, quand la douleur musculaire est violente, les côtes qui correspondent à toute la partie malade restent immobiles dans les mouvemens de la respiration; elle devient donc plus ou moins incomplète. La percussion donne un son sourd, obscur, soit que les muscles douloureux ne puissent être tendus, soit que la cause qui a produit la pleurodynie ait déterminé un gonflement de l'enveloppe charnue de la poitrine. Le bruit respiratoire est faible ou tout-à-fait nul, dans une étendue plus ou moins considérable.

Ces symptômes appartiennent aussi à la pleurésie et à la pneumonie. Nous verrons à l'article de ces maladies les différences qui le distinguent.

ART. II. Catarrhe pulmonaire.

Dans le catarrhe, l'examen des mouvemens de la poitrine fournit peu de signes importans ; la respiration est fréquente, vite, petite, inégale, irrégulière ; mais ces altérations appartiennent également à beaucoup d'autres maladies. Ils ne peuvent que concourir à indiquer le degré d'intensité et d'étendue du catarrhe.

La résonnance de la poitrine est naturelle, et le catarrhe le plus intense produit rarement un léger obscurcissement du son.

La mensuration et la succussion sont sans résultat ; il ne reste donc que la stéthoscopie ; mais aussi les signes qu'elle fournit sont vraiment pathognomoniques : ils varient suivant que le catarrhe est sec ou qu'il est humide.

Dans le catarrhe *sec*, on observe la faiblesse ou même l'absence du bruit respiratoire dans des parties plus ou moins étendues du poumon affecté. Mais cet affaiblissement ou cette nullité se déplacent à chaque instant, et peuvent pendant la durée d'un examen très court occuper tour à tour divers points, de manière que la respiration devienne distincte là où elle était nulle, et s'obscurcisse là où on l'entendait parfaitement.

Cette faiblesse du bruit respiratoire est le plus souvent accompagnée des râles sonore sec ou sibilant. Le premier, peu variable; le second, d'une grande mobilité, disparaissant pour un temps plus ou moins long, par suite d'un effort de toux ou sans cause appréciable, revenant brusquement, prenant une intensité plus grande, ou perdant celle qu'il avait d'abord. Quelquefois cependant tous deux sont constans, intenses, et occupent la plus grande partie de l'organe : le catarrhe est alors étendu et violent.

Dans le catarrhe *humide*, les mêmes phénomènes peuvent exister; mais ordinairement alors ils se compliquent avec un troisième, qui est le râle muqueux; ou bien celui-ci seul se rencontre, et suffit encore pour caractériser la maladie. Moins sujet que le râle sibilant à se déplacer, le râle muqueux présente des nuances, soit dans sa force, soit dans sa fréquence, soit dans l'étendue qu'il occupe, qui font reconnaître les divers degrés de l'affection catarrhale.

Le catarrhe peut être facilement confondu avec l'emphysème du poumon et la phthisie pulmonaire. (Voy. *Emphysème du poumon*, *Phthisie pulmonaire.*)

ART. III. Apoplexie pulmonaire [1].

L'invasion de l'apoplexie pulmonaire étant ordinairement brusque, on observe tout-à-coup une grande dyspnée ; les mouvemens de la poitrine s'accélèrent, se pressent ; il n'y a plus aucun ordre dans leur succession, l'irrégularité la plus frappante les accompagne ; ils sont inégaux, intermittens, grands et petits tour à tour, comme convulsifs ; enfin le malade est dans cet état que nous avons appelé *orthopnée :* il suffoque, et tous ses mouvemens expriment l'anxiété que cause cette sensation douloureuse.

La poitrine cependant reste aussi sonore qu'elle l'était auparavant.

Mais le bruit respiratoire est altéré. Le râle crépitant se développe dans des points plus ou moins nombreux et circonscrits du poumon. Les espaces qui les séparent offrent encore une respiration parfaite, quelquefois même puérile. Au bout d'un temps plus ou moins long, il cesse de se faire entendre ; un râle muqueux, abon-

---

[1] L'apoplexie et la gangrène du poumon ont été décrites et figurées avec une grande exactitude dans le bel ouvrage de M. Cruveilhier (*Anatomie pathologique du corps humain*, avec de très belles planches coloriées. *Paris,* 1829, 3ᵉ livraison, in-folio.)

dant, à grosses bulbes, lui succède ; indice de l'exhalation abondante du sang dans les vésicules et les bronches ; il occupe bientôt tout le lobe ou tout le poumon affecté, et l'expectoration sanglante vient confirmer le diagnostic qu'avait déjà fait porter l'existence de ces phénomènes.

Dans ce deuxième degré de l'apoplexie pulmonaire, le son de la poitrine devient quelquefois obscur.

Dans le premier, elle peut en imposer pour une pneumonie commençante ; dans le second, pour un catarrhe, si elle est chronique, pour ainsi dire, et que le crachement de sang ne soit pas constant, comme il arrive ordinairement dans ce cas. J'ai observé dans ces derniers temps deux de ces apoplexies lentes du poumon. Elles ont été méconnues l'une et l'autre pendant quelques jours. Les signes qui pourraient faire distinguer ces deux affections ne peuvent se tirer que des circonstances commémoratives, et encore sera-t-il toujours difficile de porter un diagnostic assuré.

ART. IV. Œdème du poumon.

Respiration ordinairement peu fréquente, mais difficile, laborieuse ; de temps en temps orthopnée ; toujours respiration complète.

Sonoréité naturelle ou obscure, mais des deux côtés à la fois. Rarement cette maladie n'occupe qu'un seul poumon.

Bruit respiratoire à peine distinct, masqué dans la presque totalité du viscère, mais surtout dans le dos et les parties inférieures, par un râle sous-crépitant, faible ou énergique, constant dans son existence ; quelquefois respiration puérile dans une partie peu étendue du sommet de l'organe. Tels sont les signes de l'œdème du poumon.

Cette maladie est d'un diagnostic facile, si elle est intense ; difficile, si elle est légère ; impossible, si elle se complique avec la pneumonie ou l'emphysème du poumon.

Elle peut être confondue avec la pneumonie. (Voy. *Pneumonie.*)

La nature du râle, et surtout les symptômes généraux, la distinguent du catarrhe.

ART. V. Emphysème du poumon.

Cette maladie, du nombre de celles que l'on a long-temps confondues sous le nom d'*asthme*, est caractérisée par une dyspnée extrême, augmentant par accès qui n'ont rien de régulier pour le retour et la durée, et qui s'accroît par l'effet de la cause la plus légère. Les mouvemens de la poitrine sont étendus, mais peu réguliers,

6

habituellement inégaux ; l'inspiration est ordinairement courte, rapide, brusque, haute ;
l'expiration longue, graduée et incomplète ; la
différence entre la durée de ces deux mouvemens fait paraître la respiration entrecoupée.
Dans les accès, la respiration devient convulsive.

La poitrine donne par la percussion un son
beaucoup plus clair que dans l'état sain, quel
que soit l'embonpoint du sujet. Mais cette résonnance outrée n'est pas égale dans tous les points,
parceque rarement la maladie occupe tout un
poumon. Si l'affection est double, il est difficile
d'apprécier cette augmentation de la sonoréité
du thorax ; et, dans le cas où l'emphysème
n'existe que d'un seul côté, elle devient un signe
trompeur, dont l'auscultation seule peut faire
reconnaître la valeur.

En effet, dans tous les points occupés par
l'emphysème, le murmure de la respiration est
très faible ou tout-à-fait nul ; un râle sibilant,
léger, ou analogue au cliquetis d'une petite soupape, ou un râle sonore, imitant le roucoulement d'une tourterelle, se font entendre dans les
grandes inspirations, et quelquefois aussi dans
l'expiration. Le contraste de cette forte résonnance du thorax avec la faiblesse ou la nullité
du bruit respiratoire forme le signe caractéris-
tique de cette maladie. Il est vrai que ces carac-

tères de la respiration et l'existence du râle sont inconstans et variables ; mais toujours ils persistent long-temps, et leurs changemens ne sont que momentanés.

Un autre signe tiré de la mensuration se joint aussi à ceux que je viens d'énumérer, quand la maladie est ancienne et fort étendue : c'est la dilatation du côté affecté ; ou, si l'emphysème est double, la forme presque cylindrique, bombée en avant et en arrière, que prend la poitrine.

Quelquefois difficile à distinguer du catarrhe pulmonaire, l'emphysème du poumon peut encore être pris pour un pneumothorax sans épanchement liquide.

Exposons d'abord en quoi il diffère du catarrhe. Dans le catarrhe la suspension de la respiration est de courte durée dans le même point ; son retour est quelquefois marqué par une respiration forte et même puérile ; un râle fréquent l'accompagne. Dans l'emphysème, la suspension de la respiration dans le même point est plus longue, quelquefois même permanente ; quand elle cesse, le bruit reste toujours plus faible, surtout si la maladie est ancienne ; le râle sibilant est rare et mal caractérisé ; le râle sonore, imitant le roucoulement de la tourterelle, constant, et presque jamais déterminé par un simple catarrhe.

6.

En outre, dans cette dernière affection, le mouvement des côtes est libre ; la respiration ne présente pas une inégalité constante ; la poitrine conserve sa capacité et sa sonoréité naturelles. Dans l'emphysème, un côté est souvent moins mobile que l'autre ; l'inspiration est toujours très courte relativement à l'expiration ; la poitrine se dilate, et acquiert une résonnance tympanique.

Il est à peine utile de dire que la percussion établit de suite la différence entre l'emphysème et les autres maladies de la poitrine, dans lesquelles la respiration devient plus faible ou nulle sous le cylindre : je n'en excepterai que le pneumo-thorax. (Voy. art. *Pneumo-thorax*.)

ART. VI. Pneumonie.

Pour bien établir les signes que fournissent, dans la pneumonie, les cinq modes d'exploration, il faut distinguer à cette maladie trois périodes. Peut-être même, fondé sur les observations que j'ai rapportées plus haut, pourrait-on en admettre une quatrième ; mais il me paraît fort douteux que dans tous les cas la respiration prenne ce caractère puéril et superficiel dans les parties qu'une pneumonie doit bientôt occuper. De nouvelles observations apprendront bientôt sans doute quel degré de confiance mérite ce phénomène.

Dans la première période de la pneumonie, la respiration est haute, petite, accélérée, incomplète, inégale, difficile, quelquefois laborieuse. Elle devient abdominale, si les deux côtés à la fois sont affectés à un haut degré.

La poitrine résonne quelquefois comme dans l'état de santé, mais le plus souvent sa sonoréité s'obscurcit, et même se perd complètement dans une étendue plus ou moins considérable, toujours bornée assez exactement à la partie malade du poumon.

Le bruit respiratoire, examiné dans tous les points dont la sonoréité est altérée, est faible, à peine distinct, ou tout-à-fait couvert quelquefois par un râle crépitant, tantôt sourd, tantôt assez sonore, et dont la présence indique et la nature de l'altération et toute l'étendue qu'elle occupe. Souvent alors la respiration devient puérile dans l'autre poumon et dans toutes les parties encore saines du poumon malade.

Bientôt ces phénomènes changent. Si la maladie se termine par résolution, le râle crépitant diminue chaque jour d'intensité, le murmure de la respiration se rapproche davantage de l'état naturel ; les mouvemens de la poitrine reprennent leur rhythme, leur étendue, leur simultanéité ; le son reparaît, et un râle muqueux, rare ou abondant, indique le changement de l'expectoration.

Si, au contraire, le poumon passe à l'état d'hépatisation, les altérations des mouvemens du thorax persévèrent, le son devient complètement mat, le râle crépitant cesse ; mais le bruit respiratoire ne revient pas : la plus petite quantité d'air ne peut pénétrer le tissu endurci du poumon ; la respiration est tout-à-fait nulle, ou, si elle s'entend, ce n'est qu'au voisinage des gros tuyaux bronchiques ; elle est alors trachéale, caverneuse, et souvent très forte ; la résonnance de la voix redouble dans toute la partie affectée ; souvent même, dans ces cas d'induration, une bronchophonie plus ou moins analogue à la pectoriloquie vient compliquer le diagnostic, et jeter des doutes sur la nature de l'affection. Il faut recourir aux circonstances commémoratives, aux symptômes généraux, pour ne pas croire à l'existence d'une phthisie pulmonaire.

Quand la maladie est peu étendue, la nature et l'art font souvent encore dans cette période des efforts que le succès couronne ; et la maladie, repassant pour ainsi dire par les mêmes degrés qu'elle a déjà parcourus, présente tour à tour, et dans un ordre inverse, les phénomènes que l'on avait observés.

Mais si la maladie continue à faire des progrès, si la fonte purulente s'empare du tissu pulmonaire, les mouvemens de la poitrine deviennent de plus en plus petits, faibles et difficiles ; aux premières causes de leur altération se joint la débilité générale. Le son reste mat ; un râle muqueux, à grosses bulbes, se développe d'abord dans les points isolés, puis dans toute la partie malade. Il ne tarde pas à dégénérer en gargouillement ; le pus rassemblé dans un foyer se fait jour par les bronches les plus voisines ; une communication s'établit entre ces conduits et cette cavité accidentelle, et une pectoriloquie, obscure d'abord, se manifeste, quel que soit le point que le mal occupe.

On voit, d'après ce tableau abrégé, que chaque période a des caractères bien tranchés, et que si l'on a été appelé dès le commencement de l'affection, et qu'on ait pu suivre pas à pas la marche de la maladie, il est facile de prédire, en cas de mort, l'étendue et le degré de la lésion que présente le poumon.

Il n'en est pas de même si l'on voit pour la première fois le malade lorsque la maladie est déjà à sa deuxième période, que le poumon est hépatisé. En effet, quelques côtes sont immobiles, le son est mat, la respiration nulle ; mais ces symptômes sont aussi ceux de l'empyème et de l'hydrothorax. Ici les cinq modes d'exploration sont insuffisans, c'est dans les signes anamnestiques, dans la marche de l'affection, qu'il faut chercher des lumières. La percussion et l'auscultation ne pourraient prévenir une erreur toujours désagréable, quelquefois funeste.

Dans la troisième période, celle de suppuration, il est encore difficile de se garantir d'une méprise, moins fâcheuse à la vérité, mais qui peut compromettre la réputation du médecin. La respiration caverneuse, le gargouillement et la pectoriloquie existent, et les symptômes généraux sont à peu près ceux de la phthisie pulmonaire. Comment distinguer ces deux affections? L'expectoration seule fournit quelques moyens; mais ils ont bien peu de certitude.

Quant à la pneumonie chronique, il faut y appliquer ce que nous avons dit du deuxième degré, celui d'hépatisation, ou du troisième, celui de suppuration, quand la maladie devient chronique après qu'une vomique s'est formée et vidée par les bronches.

Il nous reste maintenant à dire quels signes distinguent la pneumonie de la pleurodynie, du premier degré de l'apoplexie pulmonaire, de l'œdème du poumon. Le râle crépitant dans le premier degré, la matité, la bronchophonie et l'absence complète de la respiration dans le deuxième, la matité, le râle muqueux et la pectoriloquie dans le troisième, distinguent la pneumonie de là pleurodynie.

Dans la plupart des cas, la percussion empêcherait de confondre cette maladie avec l'apoplexie pulmonaire, si déjà l'examen des mouvemens de la poitrine ne fournissait un bon caractère différentiel.

En effet, dans l'apoplexie pulmonaire, la respiration est toujours complète; elle est le plus souvent incomplète dans la pneumonie. Le son est toujours plus ou moins obscur; ordinairement tout-à-fait mat, dans le premier degré de la pneumonie, quand le râle crépitant existe; il reste clair dans le premier degré de l'apoplexie pulmonaire. Le râle crépitant est rarement disséminé dans la pneumonie; il l'est ordinairement dans l'apoplexie. Le râle muqueux succède brusquement au crépitant dans cette dernière affection. L'absence de toute respiration existe toujours quelque temps dans la pneumonie, entre le moment où le râle crépitant cesse, et celui où commence le muqueux.

Il en est de même de l'œdème du poumon.

ART. VII. Empyème et hydrothorax.

Je réunis ces deux affections, parceque leurs symptômes sont absolument les mêmes, et je renvoie ce que j'ai à en dire à l'article de la *Pleurésie*.

ART. VIII. Pleurésie.

Les signes donnés par les divers modes d'exploration dans cette maladie varient suivant qu'on la prend à son début ou qu'on la considère quand l'épanchement s'est formé.

Dans le début, c'est-à-dire avant qu'un liquide séreux ou plastique se soit accumulé entre la plèvre et le poumon, les mouvemens du thorax sont affaiblis ou presque nuls dans le côté malade. On a tous les jours occasion d'observer que les côtes correspondantes à l'endroit affecté sont seules immobiles, tandis que les autres continuent à se mouvoir. La respiration est fréquente surtout si les deux côtés sont affectés à la fois ; vive dans l'inspiration, lente dans l'expiration, entrecoupée, irrégulière. Ces caractères persistent pendant toute la durée de l'état aigu de la maladie.

La percussion est douloureuse, mais donne les mêmes résultats que dans l'état naturel.

Le bruit respiratoire est affaibli, mais pur, si la maladie n'est point compliquée. La poitrine n'a pas augmenté de capacité ; enfin ce sont les mêmes signes que dans la pleurodynie, maladie qu'il est impossible de distinguer du début de la pleurésie, autrement que par les symptômes généraux.

Quand l'épanchement est formé et peu considérable, le son devient obscur ordinairement dans les parties latérales et postérieures inférieures, ou dans tout autre point du thorax, si la maladie est circonscrite, et qu'une pleurésie antérieure ait déterminé la formation de brides assez serrées pour emprisonner le liquide.

Le cylindre appliqué le long du bord spinal, du scapulum, vers sa pointe ou son bord externe, ou enfin dans tout autre lieu, jusque sous les clavicules, suivant l'étendue de l'épanchement ou les points qu'il occupe, fait entendre cette voix aigre, tremblotante, saccadée, que M. *Laennec* a appelée *égophonie*. Le bruit respiratoire est nul ou à peine distinct dans toute la partie dont la sonoréité est altérée. Il devient parfois puéril dans les parties supérieures du poumon.

Si l'épanchement est très considérable dès le début, ou qu'il le devienne par les progrès de l'affection, le son devient tout-à-fait mat, l'égophonie disparaît, la respiration cesse tout-à-fait de s'entendre, à moins que des brides celluleuses courtes ne retiennent certaines parties du poumon rapprochées des côtes, et n'empêchent leur refoulement. Les espaces intercostaux se dila-

tent, s'élèvent au niveau des côtes; celles-ci se
redressent; le côté affecté acquiert plus d'ampleur; il devient inapte à la respiration, et son
immobilité contraste avec la mobilité plus
grande du côté opposé, dans lequel la respiration prend le caractère puéril.

Si la résorption du liquide épanché se fait,
quand la quantité en est réduite aux proportions
nécessaires à la production du phénomène, l'é-
gophonie reparaît, s'affaiblit graduellement en
raison de la diminution de l'épanchement, et
cesse enfin complètement quand l'absorption est
complète. Cependant le son reste encore long-
temps mat, et la respiration nulle ou très faible;
les côtes redescendent; les espaces intercostaux
s'affaissent, s'effacent; la poitrine se rétrécit, et
ce côté ne reprend jamais ni son premier volume
ni sa première mobilité.

La résonnance n'augmente, et le bruit respiratoire ne se fait entendre avec quelque force,
qu'après que les pseudo-membranes se sont con-
verties en un tissu organisé, analogue soit au
tissu cellulaire, soit au fibro-cartilage ou aux os.

Aucune maladie, à l'exception de l'hydrothorax commençant, ne peut être confondue avec la
pleurésie tant que l'égophonie existe. Ce phénomène est toujours un signe pathognomonique
de l'une de ces deux affections; les autres sym-

ptômes locaux ou les généraux servent à les faire distinguer.

Mais quand l'épanchement est abondant, que la maladie est passée à l'état chronique, on peut, si on n'en a pas suivi la marche, prendre la pleurésie pour un hydrothorax ou une pneumonie chronique, et réciproquement ces affections pour une pleurésie. Les signes anamnestiques peuvent seuls établir la distinction concurremment avec les symptômes généraux : cette distinction est d'autant plus importante qu'on ne peut rien ou peu de chose contre la pleurésie chronique, tandis qu'il reste encore des remèdes puissans et efficaces pour l'hydrothorax et la pneumonie chronique. L'opération de l'empyème, seul moyen à opposer à la pleurésie chronique, aurait des succès sans doute moins rares, si on se décidait plus tôt à la pratiquer.

Cependant la dilatation du thorax, l'immobilité parfaite des côtes, ne me semblent pas pouvoir exister dans la pneunomie chronique, et établissent des caractères différentiels constans, à moins que le côté malade, antérieurement affecté de rétrécissement, n'ait pu se prêter à la dilatation.

Quant à la possibilité de confondre la pleurésie chronique et la phthisie pulmonaire, je crois que, même quand il n'y a pas de pectoriloquie, il existe assez d'autres phénomènes distinctifs pour que cette méprise soit désormais impossible, et que même il soit le plus souvent facile de reconnaître ces deux affections quand elles se compliquent l'une avec l'autre.

Les différences entre la pleurésie et la pleurodynie sont faciles à établir. Si l'on observait dans la pleurésie la respiration incomplète, la résonnance obscure, et l'absence ou la faiblesse du murmure de la respiration, il y aurait en même temps égophonie : ce phénomène n'existe jamais dans la pleurodynie. Si l'épanchement était assez abondant pour que l'égophonie ne se fît plus entendre, il y aurait dilatation. D'ailleurs l'erreur, dans tous les cas, ne saurait être longue.

ART. IX. Phthisie pulmonaire.

Pour bien établir la séméiologie de la phthisie pulmonaire, nous y admettrons trois périodes, quoique cette maladie, si peu constante dans sa durée, si obscure dans sa marche, se prête rarement à cette division.

La première de ces périodes, celle dans laquelle un nombre ordinairement peu considérable de tubercules est développé dans le poumon, n'offre, par l'examen des phénomènes locaux comme par celui des symptômes généraux, que l'apparence d'un catarrhe plus ou moins intense ; quelquefois même elle se dérobe complètement à l'observation, et semble ne pas exister.

Dans la seconde, les tubercules sont déjà en assez grande quantité pour étouffer, pour ainsi dire, le tissu de l'organe dans les endroits où leur agglomération s'observe le plus constamment, et donner lieu à des phénomènes insuffisans pour faire prononcer avec assurance que la maladie existe, mais suffisans pour la faire soupçonner.

Enfin, dans la troisième, la fonte, le ramollissement et l'évacuation de la matière tuberculeuse donnent lieu à un phénomène toujours signe certain de l'affection, et dont les nuances indiquent jusqu'à son étendue, son intensité.

Les altérations des mouvemens de la poitrine sont extrêmement variables dans cette longue et cruelle affection. Il n'en est peut-être aucune qui ne puisse se rencontrer pendant sa durée ; mais jamais elles ne sont d'une grande utilité pour le diagnostic.

Dans la seconde période, assez souvent le sommet d'un des côtés de la poitrine donne sous la percussion un son plus sourd et plus obscur. Le cylindre, appliqué sur ce point, fait connaître la faiblesse ou même l'absence complète du bruit

respiratoire dans une étendue ordinairement assez bornée : la voix retentit avec plus de force sous
l'instrument ; mais ces symptômes ne deviennent
signes de la maladie que quand ils n'existent
que d'un seul côté, et qu'ils sont constans ; ce
n'est que la comparaison entre le côté sain et
le côté malade qui leur donne de la valeur.

Bientôt le son revient, quelquefois même
prend plus d'intensité ; ou bien il perd encore
de sa force, et, d'obscur qu'il était, devient mat.
La pectoriloquie paraît douteuse d'abord ; elle
tarde ordinairement peu à acquérir toute sa perfection, et finit par n'être plus qu'imparfaite, si
la maladie, faisant des progrès, détermine de
vastes excavations. Les phénomènes produits par
le catarrhe s'étendent et s'aggravent de jour
en jour, et persistent jusqu'au moment de la
mort.

Certes, si, dans tous les cas, ces deux périodes
bien tranchées, cette succession de phénomènes,
existaient, la phthisie cesserait d'être une maladie souvent difficile à reconnaître : mais combien
de fois n'arrive-t-il pas que des malades succom-
bent avant le ramollissement et l'évacuation de
la matière tuberculeuse, avant même que leur
agglomération ait altéré la sonoréité, et nuise à
la perfection de la respiration !

Les tristes lumières que donne l'auscultation

sont certainement précieuses ; mais, dans la plupart des cas, le mal est au-dessus des ressources de l'art quand elle le fait connaître.

Le catarrhe pulmonaire chronique doit donc être toujours confondu avec la phthisie, tant que la pectoriloquie ou les trois phénomènes que j'ai donnés comme signe de l'agglomération des tubercules n'existent pas.

La phthisie se confondra encore avec la pneumonie aiguë ou chronique occupant le lobe supérieur du poumon, et ce n'est que dans les symptômes généraux ou l'expectoration qu'on pourra trouver des caractères différentiels, toujours peu certains.

Elle en imposera plus rarement pour un emphysème de poumon, et la percussion, l'étude des symptômes généraux et commémoratifs, l'en feront facilement distinguer.

La dilatation des bronches, suite assez peu commune des catarrhes pulmonaires de longue durée, donne aussi lieu au phénomène de la pectoriloquie. L'erreur devient alors impossible à éviter : le temps seul et la marche de la maladie vous désabusent quelquefois.

ART. X. Gangrène du poumon.

Cette maladie, assez rare, peut affecter la surface du viscère ; elle donne lieu alors à une pleurésie, avec ou sans pneumothorax ; ou bien elle peut se développer dans le centre de l'organe pulmonaire. Je n'ai eu que deux fois l'occasion d'observer cette affection mortelle. La première fois j'ignorais encore l'usage du cylindre ; et la seconde, la maladie était accompagnée d'un pneumothorax ancien, avec épanchement liquide et fistule bronchique ; en sorte qu'il était difficile, au milieu de la multitude de phénomènes qu'on observait, de distinguer ceux qui appartenaient seulement à la gangrène.

Mais il est facile, je crois, d'indiquer par analogie les symptômes que cette maladie peut offrir. Ils seront, souvent, dans le premier degré de l'affection, semblables à ceux de la péripneumonie ou d'un catarrhe intense ; dans le deuxième, à ceux de la phthisie pulmonaire. Les symptômes généraux, et surtout l'odeur repoussante et l'aspect de l'expectoration, suffiront, dans tous les cas, pour empêcher les méprises. Cette maladie n'a donc pas de symptôme qui lui soit particulier.

ART. XI. Pneumothorax.

Les signes du pneumothorax varient suivant qu'il a lieu sans communication avec les bronches, ou qu'il est accompagné de communication. Dans l'un et dans l'autre cas, il peut être simple ou exister avec un épanchement liquide.

Dans le pneumothorax simple et sans fistule bronchique, la gêne des mouvemens de la poitrine et leur altération sont les mêmes que dans l'emphysème du poumon, quelquefois même à un degré plus marqué.

Le côté affecté rend un son creux, tympanique, même quand les parois du thorax ont beaucoup d'épaisseur. Quelquefois le poumon peut être lié à la plèvre costale dans plusieurs points par des brides celluleuses : alors le son, à peu près naturel dans ces points, offre des différences encore plus tranchées dans ceux où ces adhérences cessent.

Dans toute l'étendue qu'occupe l'épanchement gazeux, la respiration est tout-à-fait nulle ; à peine s'étend-elle même vers la racine du poumon, entre le scapulum et le rachis.

Cette absence du bruit respiratoire reconnaît une double cause : 1° le refoulement du poumon par le gaz développé dans la plèvre ; 2° la présence de ce gaz lui-même, mauvais conducteur d'un son aussi faible que celui que produit l'air par son entrée dans les cellules bronchiques.

Enfin le côté où siége l'épanchement est ordinairement dilaté, et présente à l'extérieur les mêmes particularités que dans l'empyème.

Lorsque l'accumulation gazeuse est due à une

déchirure du poumon ou la formation d'une fistule qui s'ouvre à la fois dans les bronches et dans la plèvre, il se joint aux signes précédens un signe nouveau facile à saisir, toujours pathognomonique : c'est la respiration et la résonnance métalliques.

Enfin, quand il y a à la fois épanchement gazeux et liquide, on entend, s'il y a communication fistuleuse, outre les signes précédens, le tintement métallique et le bruit que détermine l'agitation du liquide par la succussion ; s'il n'y a pas de fistule bronchique, ces deux derniers phénomènes seulement, à l'exclusion de la respiration et de la résonnance métalliques.

La percussion fournit, dans ces cas de double épanchement, des signes importans à noter ; elle donne un son clair dans les parties supérieures, tout-à-fait mat dans les plus déclives ; en sorte qu'on peut, en faisant varier la position du malade, faire varier aussi le lieu qu'occupent la matité et la résonnance.

La percussion sert, dans tous les cas, à faire distinguer cette maladie de toutes celles dans lesquelles la respiration ne se fait pas entendre dans un espace assez étendu et pendant un temps assez long.

On ne peut donc guère la confondre qu'avec l'emphysème du poumon : mais la poitrine a

rarement un son aussi exagéré dans cette affection. La respiration n'est jamais complètement
nulle ; elle est toujours bonne vers la racine de
l'organe ; elle s'accompagne de râles variés, et
reparaît assez promptement dans les points où
elle avait cessé de se faire entendre.

CHAPITRE II.

DES MALADIES DU CŒUR [1].

Je diviserai ces maladies, sous le rapport de l'application du stéthoscope à leur diagnostic, en celles que caractérisent les altérations du choc, celles que font connaître les altérations du bruit, celles dans lesquelles ces deux sortes de phénomènes ont éprouvé des changemens; enfin je parlerai de l'anévrisme de l'aorte et de la péricardite.

Cette division ne comprend ni les ruptures du cœur, ni sa dégénération graisseuse, son induration, son inflammation, ni les maladies des oreillettes. J'ignore, faute d'observations, quels signes le cylindre peut donner dans ces maladies.

ART. Ier. Maladies caractérisées par les altérations du choc.

Hypertrophie. L'hypertrophie du cœur ne dé-

---

[1] Le travail le plus important, publié dans ces derniers temps sur ce sujet, est sans contredit le *Traité des maladies du cœur et des gros vaisseaux,* par MM. Bertin et Bouillaud. *Paris,* 1824, in-8°. Je recommande fortement l'étude de cet excellent ouvrage.

termine dans les mouvemens de la poitrine aucune modification qui lui soit particulière et puisse être donnée comme un de ses signes. Celles que l'on observe dépendent toujours de l'état du poumon, qui est promptement affecté dans cette maladie : elles consistent le plus souvent dans une dyspnée habituelle, augmentant par accès, portée alors et pendant les derniers temps jusqu'à l'orthopnée.

La percussion fournit rarement quelques résultats ; cependant on a vu, dans des cas d'hypertrophie fort intense, le son devenir obscur ou mat dans la région précordiale.

L'exploration par le cylindre en procure de plus certains et de plus constans. La contraction des ventricules donne une impulsion forte, sourde, d'autant plus prolongée que l'hypertrophie est plus considérable, bornée souvent à une étendue plus petite que dans l'état sain. Quelquefois les battemens sont irréguliers, intermittens ; le plus souvent leur rhythme n'éprouve d'autre altération que l'alongement de la durée de la contraction des ventricules. Alors celle des oreillettes se fait avant que celle des ventricules soit achevée : elle est brève, peu sonore, et par là même à peine sensible.

Ces phénomènes sont parfaitement distincts dans tous les cas, tant que la respiration reste libre ou peu gênée. Si la dyspnée devient extrême, ils disparaissent souvent, et ne deviennent évidens que dans les momens de calme.

Hypertrophie du ventricule gauche. Si le ventricule gauche seul est hypertrophié, on n'observera les symptômes que je viens d'indiquer qu'entre les cinquième et septième côtes sternales gauches, et l'exploration de la partie inférieure du sternum fera connaître l'intégrité du ventricule droit.

Hypertrophie du ventricule droit. Si c'est le ventricule droit qui est malade, le contraire a lieu. Le bruit des contractions du ventricule est sourd ; mais il ne le devient jamais autant que celui du ventricule gauche hypertrophié.

La comparaison des deux ventricules, toujours facile à faire, donne dans cette maladie une grande facilité et une grande certitude pour le diagnostic.

ART. II. Maladies caractérisées par les altérations du bruit.

Dilatation du cœur. Les mêmes altérations de la respiration que dans l'hypertrophie, mais à un moindre degré, et moins sujettes aux paroxysmes.

Un son quelquefois un peu obscur de la région précordiale, un bruit sonore dans la contraction des ventricules, l'étendue dans laquelle ce bruit se fait entendre, étendue toujours proportionnée à la dilatation, le peu d'intensité du choc : tels sont les signes de la dilatation.

Cette maladie affecte rarement les deux ventricules à la fois ; elle se rencontre plus souvent dans le droit que dans le gauche. Le lieu dans lequel ce bruit sonore, éclatant, se fait entendre avec le plus de force, indique quel est le ventricule dilaté.

Quelquefois un des côtés du cœur est hypertrophié, l'autre dilaté : on trouve alors les signes de la dilatation d'un côté, ceux de l'hypertrophie de l'autre, et le lieu où chacun de ces deux groupes de signes différens se rencontre fait connaître le siége de l'une et de l'autre de ces affections.

ART. III. Maladies que caractérisent les altérations du choc et du bruit.

Dilatation avec hypertrophie. Les signes de cette affection sont un composé de ceux de l'hypertrophie et de ceux de la dilatation. Les contractions des ventricules donnent à la fois une impulsion forte et un bruit assez marqué ; celles des oreillettes sont sonores ; les battemens s'entendent dans une grande étendue, et l'impulsion se fait sentir dans presque toute la poitrine chez les sujets maigres et chez les enfans. C'est dans cette maladie que les contractions sont facilement senties par la main, et impriment à la poitrine un soulèvement visible : le rhythme des battemens est rarement altéré. C'est aussi dans la dilatation avec hypertrophie que la percussion de la région précordiale donne le plus souvent un son tout-à-fait mat. Comme pour les autres affections, le lieu où ces phénomènes s'observent fait connaître la partie du cœur qui est affectée, si une moitié seulement de l'organe est malade.

Rétrécissement des orifices du cœur. M. *Laennec* donne comme signes de cette affection, quelle que soit la cause qui la produise, le bruit de soufflet et le bruit de râpe. Le premier de ces phénomènes existe souvent sans qu'il y ait de lésion des orifices. Je n'ai pas eu occasion de me convaincre de la valeur du second. Le moment des contractions que ces bruits occupent indique quel est l'orifice affecté : ainsi, dans le rétrécissement de la valvule mitrale, il accompagne la contraction de l'oreillette ; celle des ventricules, quand c'est un des orifices artériels qui est resserré.

Ordinairement cette altération des orifices détermine l'hypertrophie de la partie dont elle gêne l'action, et les signes de cette affection se joignent au bruit de râpe ou à celui de soufflet.

Ramollissement du cœur. On peut assurer que le cœur est ramolli, quand il donne un son également médiocre, sourd et obtus, dans ses deux contractions, et qu'il communique peu ou point d'impulsion. Le ramollissement coïncide avec la dilatation, si le bruit produit par les contractions du cœur, quoique fort, a quelque chose de sourd et perd le caractère éclatant qui annonce ordinairement la dilatation ; il coexistera avec l'hypertrophie, si le bruit de la contraction des ventricules est tellement obtus, qu'il ne s'entende presque plus. Quelquefois cependant, dans les attaques de palpitations, un cœur ramolli et hypertrophié peut donner des contractions vives, courtes et analogues à des coups de marteau ; mais cet effort est de courte durée, et l'organe retombe bientôt dans son état habituel.

ART. IV. Anévrisme de l'aorte.

Cette maladie peut quelquefois être reconnue à l'aide des battemens simples qu'on entend dans un point de la partie antérieure et supérieure de la poitrine ou le long de la colonne vertébrale. Souvent ces battemens, toujours isochrones au pouls, ont plus de force et de son que les contractions des ventricules ; mais le plus ordinairement ces symptômes manquent.

Il existait à l'hôpital Necker une femme affectée de cette maladie, et chez laquelle la tumeur faisait déjà une saillie prononcée en haut et à droite du sternum, au-dessous des premières côtes. Je l'ai fréquemment examinée, et n'ai pu saisir que les phénomènes suivans : le ventricule droit donnait peu d'impulsion et peu de bruit ; le gauche communiquait un choc très énergique, son bruit était sourd ; il se faisait sentir beaucoup plus à gauche que dans l'état naturel ; je ne sais si cette disposition est innée ou acquise. Un peu au-dessus du cœur, en appliquant le cylindre sur le sternum, on entendait faiblement les contractions, mais on ne les sentait pas. Sur toute l'étendue de la tumeur, on les entendait doubles avec assez de force, et on sentait en outre une impulsion bien marquée dans le moment de la contraction des ventricules.

ART. V. Péricardite et hydropéricarde.

M. Laennec donne comme signe de la péricardite, l'impulsion plus forte et le bruit plus marqué, des contractions des ventricules, l'inégalité des contractions, et leur défaut de proportion avec la faiblesse et la petitesse du pouls. Le bruit de cuir neuf ou de frottement me paraît être aussi fréquemment un symptôme de cette affection ; je l'ai observé deux fois, sans avoir pu constater par l'autopsie la justesse du diagnostic ; mais M. le docteur Devillier, mon ami, eut occasion de faire l'examen du cadavre d'un homme qui avait présenté ce bruit distinctement pendant toute la durée de son séjour à l'hôpital. Il trouva une péricardite chronique qui avait déterminé la formation de fausses membranes épaisses, et de végétations nombreuses sur le péricarde et le cœur. Il n'existait, entre la surface de cet organe et son enveloppe, qu'un petit nombre d'adhérences, et le sac formé par le péricarde ne contenait pas une goutte de sérosité.

Quant à l'hydropéricarde, la matité complète de la région précordiale, des battemens tumultueux et obscurs du cœur, sensibles dans une grande étendue et par momens dans un point plus que dans les autres, arrivant à la main comme à travers un corps mou : tels sont les seuls symptômes qui peuvent la faire soupçonner.

FIN.

TABLE DES MATIÈRES.

DEUXIÈME PARTIE.

FIN DE LA TABLE.